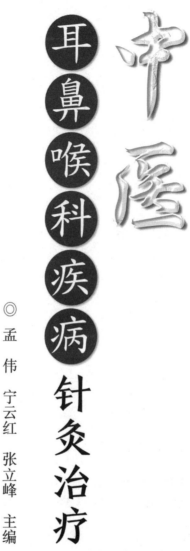

中医

耳鼻喉科疾病 针灸治疗

◎ 孟　伟　宁云红　张立峰　主编

U0309067

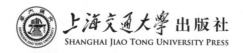

上海交通大学出版社
SHANGHAI JIAO TONG UNIVERSITY PRESS

内容提要

本书共分4个章节，首先介绍了耳鼻喉科疾病针灸治疗的基础内容，包括耳鼻咽喉与脏腑经络的关系、针灸常用技术等；接着将耳鼻喉科疾病分为耳、鼻、咽喉疾病三大类，分别从概述、临床表现、诊断和鉴别诊断、针灸治疗等方面进行了论述，如常见的中耳炎、梅尼埃病、变应性鼻炎、鼻出血、急性喉炎、急性扁桃体炎、鼾症等。本书内容丰富、结构清晰、层次分明，集专业性与实用性于一身，适合耳鼻喉科、针灸科医师以及相关从业者阅读和参考。

图书在版编目（CIP）数据

中医耳鼻喉科疾病针灸治疗 / 孟伟，宁云红，张立峰主编. --上海：上海交通大学出版社，2023.12

ISBN 978-7-313-29667-2

Ⅰ．①中… Ⅱ．①孟…②宁…③张… Ⅲ．①中医五官科学－耳鼻咽喉科学－针灸疗法 Ⅳ．①R246.8

中国国家版本馆CIP数据核字（2023）第201221号

中医耳鼻喉科疾病针灸治疗
ZHONGYI ERBIHOUKE JIBING ZHENJIU ZHILIAO

主　　编：孟　伟　宁云红　张立峰

出版发行：上海交通大学出版社 　　　　　　地　　址：上海市番禺路951号

邮政编码：200030　　　　　　　　　　　　电　　话：021-64071208

印　　制：广东虎彩云印刷有限公司

开　　本：710mm×1000mm　1/16　　　　　经　　销：全国新华书店

字　　数：226千字　　　　　　　　　　　　印　　张：13

版　　次：2023年12月第1版　　　　　　　　插　　页：3

书　　号：ISBN 978-7-313-29667-2　　　　　印　　次：2023年12月第1次印刷

定　　价：198.00元

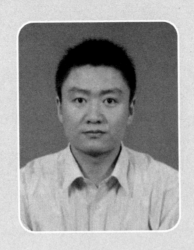

◇ 孟 伟

　　副主任医师，医学博士，现任山东中医药大学附属医院耳鼻喉科副主任。兼任中华中医药学会耳鼻喉科分会青年委员兼外治学组秘书、山东省中医药学会耳鼻喉专业委员会副主任委员、山东省中西医结合学会耳鼻喉专业委员会委员、山东省中西医结合学会眩晕病专业委员会委员、山东省医师协会变态反应分会委员。主持山东中医药科技发展计划课题1项；参与国家自然科学基金课题2项、国家中医药管理局课题1项、齐鲁医派中医学术流派传承项目2项、山东中医药科技发展计划课题1项；获得山东中医药科学技术奖三等奖1项。发表核心期刊文章9篇，参与发表SCI文章4篇；主编著作1部，参编著作2部，参编教材2部。

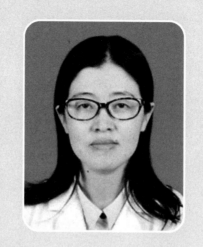

◇ 宁云红

　　副教授，副主任医师。任中华中医药学会耳鼻咽喉分会青年委员、山东中医药学会耳鼻喉专业委员会常务委员、山东省中西医结合学会耳鼻喉专业委员会常务委员、山东省中西医结合学会眩晕病专业委员会委员。山东省五级师承教育继承人。自参加工作以来主持及参与科研多项，以第一作者发表论文10多篇。擅长突发性耳聋、耳鸣、耳眩晕、过敏性鼻炎、鼻窦炎、咽炎、扁桃体炎等耳鼻喉科疾病的中西医诊疗。

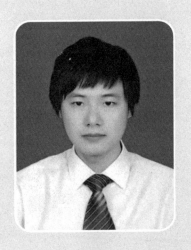

◇ 张立峰

　　副主任医师，硕士研究生，国家首批临床住院医师规范化培训实习带教导师，现就职于山东中医药大学第一临床医学院、山东中医药大学附属医院。兼任中国中西医结合耳鼻喉科专业委员会青年委员、中华中医药学会耳鼻喉科分会嗓音组委员、山东省中医药学会耳鼻喉分会常务委员、山东中西医结合学会耳鼻喉专业委员会委员、山东省中西医结合学会眩晕病专业委员会委员、山东省医师学会变态反应分会青年委员。以第一作者发表及参与SCI、国内核心期刊多篇；参与国家自然基金1项，国家中医药管理局重大课题1项，省级课题6项；主编及参编著作3部。荣获山东中医药科学技术三等奖1项及山东省科技进步三等奖1项。

前　言

FOREWORD

耳鼻喉科疾病是临床常见病、多发病，其特点多样，包括病因多样、症状多样、治疗方法多样等，了解这些特点，可以帮助人们更好地治疗耳鼻喉科疾病，提高生活质量。由于现代人们的生活方式、节奏以及生存环境的改变，耳鼻喉科疾病发病率逐渐提高，部分疾病治疗效果并不理想，轻者延误病情，重者甚至可引发或加重全身性疾病。这种临床现象要求人们转换思路重新认识耳鼻喉科疾病。

中医治疗耳鼻喉科疾病的历史源远流长，其中针灸学作为中医学的一种独特疗法，为广大耳鼻喉科患者提供了更多的治疗路径。针灸学是以中医基本理论为指导、经络腧穴理论为基础，运用针刺、艾灸及其他方法，刺激人体的一定部位，达到防治疾病目的的一门临床学科。随着针灸学现代化进程的加速、人类文明和科学技术的发展，针灸学也丰富了自身的内容，使其基础理论与对耳鼻喉科疾病的诊治方法日臻完善。

编者根据自己多年的临床实践经验，参考国内外最新的文献和指南、以及中医古籍的相关内容，编写了《中医耳鼻喉科疾病针灸治疗》一书，旨在为临床医师提供更多的诊疗思路，展示最新的临床技术，使更多患者得到更专业、有效的治疗。本书共分 4 个章节，首先简明扼要地介绍了耳鼻喉科疾病针灸治疗相关的基础内容，包括耳鼻咽喉与脏腑经络的关系、耳鼻喉科常见技术等;接着将耳鼻喉科疾病分为耳、鼻、咽喉疾病三大类,分别从概述、临床表现、诊断和鉴别诊断、针灸治疗等方面论述了耳鼻喉科常见疾病,如中耳炎、梅尼埃病、变应性鼻炎、鼻出血、急性喉炎、急性扁桃体炎、鼾症等。本书内容丰富、结构清晰、层次分明,集专业性与实用性于一身,适合耳鼻喉科、针灸科医师以及相关从业者阅读和参考。

由于编者时间有限,书中若存在疏漏之处,恳请广大读者提出宝贵意见,以期再版时修改、完善。

《中医耳鼻喉科疾病针灸治疗》编委会
2023 年 7 月

目 录

CONTENTS

第一章 绪论 ……………………………………………………………… (1)

　　第一节 耳鼻咽喉与脏腑经络的关系 ……………………………… (1)

　　第二节 耳鼻咽喉常用检查方法 …………………………………… (7)

　　第三节 针灸常用技术 ……………………………………………… (44)

　　第四节 针灸研究进展 ……………………………………………… (64)

　　第五节 针灸发展趋势 ……………………………………………… (69)

第二章 耳部常见疾病 …………………………………………………… (72)

　　第一节 中耳炎 ……………………………………………………… (72)

　　第二节 梅尼埃病 …………………………………………………… (83)

　　第三节 耳带状疱疹 ………………………………………………… (90)

　　第四节 神经性耳鸣 ………………………………………………… (94)

　　第五节 突发性聋 …………………………………………………… (104)

第三章 鼻部常见疾病 …………………………………………………… (111)

　　第一节 变应性鼻炎 ………………………………………………… (111)

　　第二节 急性鼻炎 …………………………………………………… (120)

　　第三节 慢性鼻炎 …………………………………………………… (123)

　　第四节 萎缩性鼻炎 ………………………………………………… (129)

　　第五节 鼻窦炎 ……………………………………………………… (134)

　　第六节 鼻硬结病 …………………………………………………… (144)

　　第七节 鼻出血 ……………………………………………………… (147)

第四章　咽喉部常见疾病 …………………………………………… (152)

第一节　急性会厌炎 ………………………………………… (152)

第二节　急性咽炎 …………………………………………… (156)

第三节　慢性咽炎 …………………………………………… (160)

第四节　急性喉炎 …………………………………………… (165)

第五节　慢性喉炎 …………………………………………… (171)

第六节　急性扁桃体炎 ……………………………………… (180)

第七节　慢性扁桃体炎 ……………………………………… (188)

第八节　扁桃体周围脓肿 …………………………………… (192)

第九节　鼾症 ………………………………………………… (196)

参考文献 …………………………………………………………… (200)

第一章 绪 论

第一节 耳鼻咽喉与脏腑经络的关系

一、耳与脏腑经络的关系

耳与肾、心、肝、胆、脾、肺关系较为密切。

(一)耳与肾的关系

肾开窍于耳,耳为肾之官。肾藏精,肾之精气上注于耳,则耳窍受养而听觉聪敏。若肾精亏虚,髓海不足,则耳窍失养,功能失司。肾为元阳之腑,阳虚耳失所煦,或肾阳虚而寒水上泛,亦可致耳鸣、眩晕。肾主骨,肾虚骨弱,耳窍易受邪为患,导致骨质被脓耳邪毒侵蚀。

(二)耳与心的关系

心主神明,寄窍于耳,耳司听觉当受心之主宰。心主血脉,耳为宗脉之所聚,心血上奉,耳得血养而能听。若心血不足,血脉瘀阻,可致耳鸣、耳聋等症;若心火亢盛,可致耳痛、耳痒、耳内生疮、耳流脓;若肾水不足,心肾不交,亦常导致耳鸣、耳聋。

(三)耳与肝胆的关系

肝主疏泄,肝胆互为表里,肾开窍于耳,肝藏血,肾藏精,精血同源。所以,肝胆与耳关系密切。若肝气郁结,气郁化火,或外感风热,引动肝胆火热,上灼于耳,火热甚则耳窍血肉腐败,以致耳鸣、耳聋、梅尼埃病、脓耳等症。

(四)耳与脾的关系

脾为后天之本,气血生化之源,主升清降浊,输布水谷精微。脾气健,则清升浊降,耳得濡养而发挥其正常生理功能。若脾气虚弱,清阳不升,浊阴上干,则耳窍失养,功能失司,以致耳鸣、耳聋;脾胃受损,运化失调,聚湿生痰,浊阴不降,上犯于耳,壅闭耳窍,则生耳郭痰包、耳闭、脓耳日久不愈等耳病。

(五)耳与肺的关系

耳为肾之窍,肺为肾之母;"肺经之结穴在耳中,名曰茏葱,专主乎听"。说明耳与肺的关系比较密切。若外邪犯肺,肺经有病,犯及茏葱,则可致耳胀、耳闭、听力下降等症。

(六)耳与经络的关系

十二经脉中,直接循行于耳者有手少阳三焦经、足少阳胆经、手太阳小肠经、足阳明胃经、足太阳膀胱经等5条经脉。奇经八脉中,阳维脉循经耳部。此外,还有手阳明等络脉入耳,手少阳、足少阳、手太阳、足太阳、足阳明等5条经筋循行于耳。

1.足少阳胆经

足少阳胆经其分支从耳后入耳中,出走耳前,至目外眦后方。

2.手少阳三焦经

手少阳三焦经其分支出缺盆上项,沿耳后直上出耳上角,前行经颊部至目眶下。另一分支从耳后分出,进入耳中,走耳前,至目外眦。

3.足阳明胃经

足阳明胃经环绕口唇,下交承浆,分别沿下颌的后下方,经大迎,循颊车,上耳前,沿发际到前额。手太阳小肠经:其分支从缺盆沿颈上颊,至目锐眦,入耳中。

4.足太阳膀胱经

足太阳膀胱经其分支从巅分出,向两侧下行至耳上角。

5.阳维脉

阳维脉从肩部上行,经耳前至前额,再绕行至项后会于督脉。

二、鼻与脏腑经络的关系

鼻与肺、脾、胃、肝、胆、肾、心等脏腑关系较为密切。

(一)鼻与肺的关系

肺开窍于鼻,主气之宣发、肃降。肺气和则精气上注于鼻,鼻窍通利,嗅觉灵敏。若肺失宣降,邪壅于鼻,则鼻塞不利、鼻涕量多;肺气亏虚,或肺阴不足,鼻窍失养,则鼻塞、失嗅。

(二)鼻与脾的关系

脾主升清,脾气充沛,清阳升发,则鼻窍得养而呼吸通畅,嗅觉灵敏。若脾气虚弱,气血不足,清阳不升,鼻窍失养则致鼻病。脾失健运,湿邪内生,浊阴上干,发为痰包、浊涕不止、息肉等症。脾气虚弱,气不摄血,还易致鼻衄。

(三)鼻与胃的关系

足阳明经为多气多血之经,循行于鼻之两侧,为鼻之生理功能活动提供必要的气血营养。若胃火上灼鼻窍,可致鼻部疔疮、鼻衄等症。

(四)鼻与肝胆的关系

足少阳之脉曲折经脑后通达鼻梁,胆为奇恒之腑,其清气可引鼻气血通畅,津液润泽。肝与胆相表里,肝胆之气相辅相成。故肝胆与鼻、鼻窦关系比较密切。若肝胆火热内盛,移热于脑,火热熏蒸于鼻、鼻窦,可致鼻渊;肝胆火热,循经犯于鼻窍,灼伤血络,可致鼻衄。

(五)鼻与肾的关系

肾为水火之宅,元阴元阳之府,肺卫之气根于肾。肾阴、肾阳充盛,鼻窍方能得养,从而呼吸通畅,涕液泌出有度。若肾阴不足,鼻失濡养,可导致鼻槁涕涸;肾阳不足,肺卫失固,鼻失温煦,可导致鼻鼽多嚏。

(六)鼻与心的关系

心主神明,神明为嗅觉之主。心主血脉,血脉运行通畅,鼻窍气血运行亦流畅,方能呼吸顺、嗅觉灵。若心主嗅之功能失常,可见失嗅或幻嗅症;心主血脉功能失常,可见鼻窍黏膜气血流行不畅,鼻甲肿大、鼻窍窒塞;心火上灼,鼻窍脉络受伤,则致鼻衄。

(七)鼻与经络的关系

十二经脉中,直接循行于鼻或鼻旁者,有手阳明大肠经、足阳明胃经、手少阳三焦经、足太阳膀胱经、手太阳小肠经、足少阳胆经、手少阴心经、足厥阴肝经等8条经脉。奇经八脉中,直接循行于鼻部者有督脉、任脉、阴跷脉、阳跷脉等4条经脉。此外,尚有足太阳等络脉循于鼻部,足太阳、足阳明经筋循行于鼻。

1.手阳明大肠经

手阳明大肠经其支脉从缺盆上颈,通过颊部,入下龈中,循出夹口,绕上唇,左右交叉于人中,分布于鼻孔两侧。

2.足阳明胃经

足阳明胃经起于鼻之两旁,旁纳足太阳经脉,向下沿鼻外侧,入上齿中。手太阳小肠经:其支脉从颊部至眼眶的下部到鼻,再至目内眦。

3.足太阳膀胱经

足太阳膀胱经起于鼻旁目内眦,上额,交会于头顶。手少阳三焦经:其支脉出耳上角,屈折至颊到达眶下部(即鼻旁之上颌窦处)。

4.足少阳胆经

足少阳胆经其支脉从目外眦,下行至大迎,折行于颊部(鼻旁),再下行至颈。

5.手少阴心经

手少阴心经其支脉夹咽,经面部,沿鼻旁,上联目系。

6.足厥阴肝经

足厥阴肝经循喉咙之后,上入鼻后之颃颡,连目系。

7.督脉

督脉由巅顶沿前额下行鼻柱,至鼻尖,到上唇。

8.任脉

任脉环绕口唇,上至龈交,分左右循鼻旁,到二目下。

9.阴跷脉

阴跷脉从人迎之前,经鼻旁到目内眦。

10.阳跷脉

阳跷脉从颈外侧上夹口角,循鼻外侧到达目内眦。

三、咽与脏腑经络的关系

古代中医对咽和喉的认识与现代不同,既已认识到咽与喉的区别,又常常将两者混同不分。如《灵枢·忧恚无言》说:"咽喉者,水谷之道也。喉咙者,气之所以上下者也。"提出了"咽喉"和"喉咙"两个概念,前者相当于"咽",为水谷之道路;后者相当于"喉",为呼吸通气之道。但在临床术语中,却常未予区分,咽病之"喉痹"与喉疾之"喉喑",皆以喉统之,体现了中医对咽与喉两者既有所区别又常常混用的特点。不过,历代医家多数还是认识到了咽与喉的区别。如《太平圣惠方》卷三十五说:"夫咽喉者,生于肺胃之气也。咽者,咽也,言可咽物,又谓之嗌,主通胃气之道路,故为胃之系。""喉咙者,空虚也,言其中空虚,可以通于气息,呼吸出入,主肺气之流通,故为肺之系。"据此,应将咽与喉的概念分别清楚,以利临床实践。咽与胃、肺、脾、肾、肝等脏腑关系较为密切。

（一）咽与胃的关系

咽经食管与胃相连,属于胃系。咽主吞咽,胃主纳谷,二者相互配合完成胃主降的功能。若胃热循经上蒸,可致咽红肿疼痛;若胃气不降,可致咽部不利,干哕欲呕,或咽部过于敏感,可见于慢喉痹。

（二）咽与肺的关系

咽为呼吸道和消化道上段的共同通道,协助完成呼吸和吞咽过程,并促进肺主通调水道功能,以上润于咽。若口鼻受风热外邪,伤及于肺,循经上干于咽,导致咽部不利,则见咽部红肿,妨碍吞咽,亦有因于肺胃同时受邪者。

（三）咽与脾的关系

脾主升清降浊,脾气充足,清阳之气能濡养咽部,则咽部功能得健。若脾气不足,则咽关失养,水谷精微不能上升,产生咽部干燥疼痛等症,导致慢喉痹等咽部疾病。

（四）咽与肾的关系

咽喜温喜润。肾主水,藏精,寓元阴元阳,为水火之宅。肾精充沛,阴平阳秘,则津液上润咽部,能发挥其正常功能。若肾阴虚而虚火上炎,或肾阳虚而虚阳上浮,客于咽喉之间,可致咽部疾病。

（五）咽与肝的关系

肝主疏泄,咽为肝之使,咽部生理功能的正常发挥,有赖于肝气的条达。若肝胆火热,可致咽部不利;肝气郁结,亦可致咽异感症,或咽干不舒。

（六）咽与经络的关系

咽喉乃人体经脉循行的要冲。在十二经脉中,除手厥阴心包经和足太阳膀胱经间接通于咽喉外,其余10条经脉皆直接循经咽喉。在奇经八脉中,除督脉、带脉、阳维脉外,其余5条经脉皆循经咽喉。此外,尚有手阳明、足阳明、手太阳、足太阳、手少阳、足少阳等6条经筋循行于咽喉。

1.手太阴肺经
手太阴肺经入肺脏,上循咽喉,横出腋下。

2.手阳明大肠经
手阳明大肠经从缺盆上走颈部,沿颊入下齿中。足阳明胃经:其支者,从大迎前下人迎,循喉咙,入缺盆。

3.足太阴脾经

足太阴脾经从脾脏上络于胃，横过膈，上行夹于食道两旁，循经咽喉，连舌本。

4.手少阴心经

手少阴心经其支者从心系，夹食道上循咽喉，连于目系。

5.手太阳小肠经

手太阳小肠经其支者从缺盆循颈，经咽喉上颊。足少阴肾经：从肾上贯肝膈，入肺中，循喉咙，夹舌本。

6.手少阳三焦经

手少阳三焦经从肩上走颈，过咽喉，经耳上角到颊部。

7.足少阳胆经

足少阳胆经从耳后，循颈过咽，下肩至缺盆；其支者，从颊车，下走颈，经咽喉，至缺盆。

8.足厥阴肝经

足厥阴肝经上贯膈，分布于胁肋，循喉咙之后，上入颃颡。

9.任脉

任脉循腹里，上关元，至咽喉，上颐，循面，入目。

10.冲脉

冲脉会于咽喉，别而络唇口。

11.阴跷脉

阴跷脉循内踝上行，至咽喉，交贯冲脉。

12.阳跷脉

阳跷脉从肩部，循经颈，过咽，上夹口角。

13.阴维脉

阴维脉从胁部上行至咽喉。

四、喉与脏腑经络的关系

喉与肺、肾、肝等脏腑关系较为密切。

(一)喉与肺的关系

喉经气管与肺相连，属肺系。肺司呼吸，喉为气道，二者相互配合，完成气息吐故纳新；喉为肺之阊阖，能保护肺脏；肺主气，喉主发音，肺气充沛则喉发声音洪亮。若风寒、风热之邪外袭犯肺，导致肺失宣肃，或肺热上攻，邪壅于喉，则发为红肿疼痛、痰涎壅盛、声音嘶哑、呼吸困难等症;若肺脏虚损,气津不足,声门失养,或正虚邪恋,亦可导致喉部干燥、微痛、声音嘶哑等症。

(二)喉与肾的关系

肺为气之主,肾为气之根,经喉吸入至肺的清气转化为宗气,摄纳于肾。喉的正常生理功能有赖于肾阴和肾阳的滋养与温煦,肾气充足,则声音洪亮,故有"肾为声音之根"一说。若肾不纳气,必致语不耐久,音怯低微;若肾阴虚引发虚火上炎,灼烁于喉,可致声音嘶哑;肾阳不足,阳气不足于温煦肺脏,则肺肾虚寒,亦可致声音嘶哑。

(三)喉与肝的关系

肝藏血,主疏泄,喉的正常活动有赖于肝的条达疏泄。若情志波动,肝气郁结,气郁化火,烁灼声门,可致声带充血、声音嘶哑;若气滞血瘀,血脉瘀滞于声带,可致声带肥厚、声带小结、声带息肉等症;若气郁化火,兼以气滞血瘀日久,可导致喉菌等恶性病变。

(四)喉与经络的关系

喉与咽在解剖上紧密相邻,其经脉分布也有许多互通互联之处,因此喉与经络的关系参见咽与经络的关系。临床上喉部的疾病均与这些经络病变有关。

第二节 耳鼻咽喉常用检查方法

一、耳部常用检查方法

(一)耳郭及耳周检查

耳郭及耳周检查主要运用视诊或触诊,观察耳郭及乳突部有无肿块、裂伤、渗出、畸形、瘘管等。牵动耳郭或压迫耳屏,如有疼痛,常为耳疖或耳疮的征象。

(二)外耳道及鼓膜检查

1.检查方法

检查外耳道及鼓膜有多种方法,如徒手检查法、窥耳器检查法、电耳镜检查法、鼓气耳镜检查法、耳内镜检查法、手术显微镜检查法等,可根据需要酌情选择。

(1)徒手检查法。①双手检查法:检查者一手将耳郭向后、上、外方轻轻牵拉,使外耳道变直;另手示指将耳屏向前推压,使外耳道口扩大,以便观察外耳道及鼓膜。婴幼儿外耳道呈裂隙状,检查时应向下牵拉耳郭,并将耳屏向前推移,方可使外耳道变直,外耳道口扩大。②单手检查法:如检查者右手需进行操作(如拭洗脓液,钳取耵聍、异物等),则用单手(左手)牵拉耳郭进行检查。查左耳时,左手从耳郭下方以拇指和中指挟持并牵拉耳郭,示指向前推压耳屏;查右耳时,左手则从耳郭上方以同法牵拉耳郭、推压耳屏。

(2)窥耳器检查法:窥耳器形如漏斗,口径大小不一。检查时,应根据外耳道的宽窄选用口径适当的窥耳器。①双手检查法:检查右耳时,检查者左手牵拉耳郭使外耳道变直,右手将窥耳器轻轻沿外耳道长轴置入外耳道内,使窥耳器前端抵达软骨部即可,注意勿超过软骨部和骨部交界处,以免引起疼痛。②单手检查法:检查左耳时,左手拇指及示指持窥耳器,先以中指从耳甲艇处将耳郭向后、上方推移,随后即将窥耳器置于外耳道内。检查右耳时,仍以左手拇指及示指持窥耳器,中指及无名指牵拉耳郭,外耳道变直后随即将窥耳器置入。此法可空出右手,便于操作,但要求检查者有娴熟的技巧。

(3)电耳镜检查法:电耳镜是自带光源和放大镜的窥耳器,借此可仔细地观察鼓膜,发现肉眼不能察觉的较细微的病变,有的电耳镜之放大镜的焦距可在一定程度内随意调节,放大倍数较高,利于观察鼓膜的细微病变。由于电耳镜便于携带,无须其他光源,尤其适用于卧床患者及婴幼儿。

(4)鼓气耳镜检查法:鼓气耳镜是在耳镜的一侧开一小孔,通过一细橡皮管使小孔与一橡皮球连接;耳镜底部安装一放大镜,借此将底部密封;检查时,将适当大小的鼓气耳镜口置于外耳道内,注意使耳镜与外耳道皮肤贴紧,然后通过反复挤压-放松橡皮球,在外耳道内交替产生正、负压,同时观察鼓膜向内、向外的活动度。鼓室积液或鼓膜穿孔时鼓膜活动度降低或消失,咽鼓管异常开放时鼓膜活动明显增强。鼓气耳镜检查有助于发现细小的、一般耳镜下不能发现的穿孔,通过负压吸引作用还可使一般检查时不能见及的脓液经小的穿孔向外流出。鼓气耳镜亦可自带光源。此外,用鼓气耳镜还能行瘘管试验和Hennebert试验。

(5)耳内镜检查法:耳内镜为冷光源硬管内镜,直径有 2.7 mm、3 mm、4 mm 等不同规格,角度分 0°、30°和 70°,镜身长 6 cm 或 11 cm。可配备电视监视系统和照相设备,不仅可观察细微病变,而且可同时进行治疗操作。

2.检查观察要点

检查外耳道和鼓膜时,首先应注意外耳道内有无耵聍栓塞、异物,外耳道皮肤是否红肿,有无疖肿、新生物、瘘口、狭窄、骨段后上壁塌陷等。如耵聍遮挡视线,应清除之。外耳道有脓液时,须观察其性状和气味,做脓液细菌培养及药敏试验,并将脓液彻底洗净、拭干,以便窥清鼓膜。鼓膜的检查,应注意鼓膜的色泽、标志及完整性等。

(1)鼓膜的色泽:正常鼓膜呈半透明的灰白色而有光泽。如鼓膜的正常色泽及光锥消失,或色红、增厚、有白色斑块或瘢痕等,则为中耳病变的表现。

(2)鼓膜的标志:正常鼓膜可见到光锥、锤骨短突、锤骨柄、前后皱襞等标志,如光锥变形或消失,锤骨柄向后上移位或锤骨短突过分突出,则为鼓膜内陷的表现;如鼓室内有积液,则透过鼓膜可见到液平线或液气泡。利用鼓气耳镜还可以观察鼓膜的活动度。

(3)鼓膜的完整性:正常鼓膜完整无穿孔,如见到鼓膜穿孔,则为异常。穿孔的位置、形状及大小常提示不同的病变。一般多见鼓膜紧张部圆形穿孔,若鼓膜松弛部或边缘性穿孔,多见于中耳胆脂瘤,提示病情较严重。如紧张部穿孔呈裂隙状不规则,多为外伤性穿孔。鼓膜穿孔大小与听力损失有正相关的关系,穿孔较大则听力损失亦较严重。

(三)咽鼓管功能检查

1.咽鼓管吹张法

运用不同方法使空气通过咽鼓管咽口进入鼓室,检查者可通过插入被检者和检查者外耳道口的听诊管听到空气进入鼓室的气流声,或通过耳镜观察气流进入鼓室的瞬间鼓膜的活动情况,以判断咽鼓管功能状况。本法适用于鼓膜完整时检查咽鼓管功能,同时亦可作为一种治疗手段。常用的咽鼓管吹张法有以下3种。

(1)捏鼻鼓气法:受试者以手指将两鼻翼向内压紧,闭口,同时用力呼气。咽鼓管通畅时,检查者可以经置入外耳道的听诊器,听到气体经鼻咽部循两侧咽鼓管进入鼓室致鼓膜振动的声音,或见到如吞咽法一样的鼓膜活动。

(2)波氏球吹张法:嘱受检者口内含水,检查者将波氏球橄榄头塞于受检者一侧前鼻孔,紧压另一侧鼻孔,在受检者吞咽时迅速紧捏橡皮球。如咽鼓管通畅,检查者同样可从外耳道听诊器听到气体经鼻咽部咽口循咽鼓管冲入鼓室引起鼓膜振动的声音。

（3）导管吹张法：导管吹张法的原理是通过一根插入咽鼓管咽口的咽鼓管导管，向咽鼓管吹气，同时借助连接于受试耳和检查者耳的听诊管，听诊空气通过咽鼓管时的吹风声，由此来判断咽鼓管的通畅度。咽鼓管导管前端略弯曲，头端开口呈喇叭状；其尾端开口外侧有一小环，位置恰与导管前端的弯曲方向相反，可指示前端的方向。操作前先清除受试者鼻腔及鼻咽部的分泌物，鼻腔以1％麻黄素和1％丁卡因收缩、麻醉。导管插入咽鼓管咽口的具体方法有以下2种。①圆枕法：以咽鼓管圆枕为标志插入咽鼓管导管最常用。操作时检查者手持导管尾端，前端弯曲部朝下，插入前鼻孔，沿鼻底缓缓伸入鼻咽部。当导管前端抵达鼻咽后壁时，将导管向受检测旋转90°，并向外缓缓退出少许，此时导管前端越过咽鼓管圆枕，落入咽鼓管咽口处，再将导管向外上方旋转约45°。②鼻中隔法：以鼻中隔为标志插入咽鼓管导管有两种方法。第一种是同侧法，经受测耳同侧鼻腔插入导管，导管前端抵达鼻咽后壁后，将导管向对侧旋转90°，缓缓退出至有阻力感时，示已抵达鼻中隔后缘。此时再将导管向下、向受检测旋转180°，其前端即进入咽鼓管咽口。第二种是对侧法，若受检测因鼻甲肥大或鼻中隔偏曲而导管不易通过时，可从对侧鼻腔插入导管，抵达鼻咽后壁后，向受检测旋转90°，退出至鼻中隔后缘，再向上旋转45°，同时使前端尽量伸抵受检测，亦可进入咽鼓管咽口。

导管插入咽鼓管咽口后，以左手固定导管，右手将橡皮球对准导管尾端开口吹气数次，同时经听诊管听诊，判断咽鼓管是否通畅。咽鼓管通畅时，可闻轻柔的吹风样"嘘嘘"声及鼓膜振动声。咽鼓管狭窄时，则发出断续的"吱吱"声或尖锐的吹风声，无鼓膜振动声，或虽有振动声但甚轻微。咽鼓管完全阻塞或闭锁，或导管未插入咽鼓管咽口，则无声音可闻及。鼓室如有积液，可听到水泡声。鼓膜穿孔时，检查者有"空气吹入自己耳内"之感。吹张完毕，将导管前端朝下方旋转，顺势缓缓退出。

2.耳内滴药法

耳内滴药法适合于鼓膜穿孔时检查咽鼓管功能。向病耳滴入氯霉素滴耳液或糖精液等有味液体，嘱患者间断做吞咽动作，若咽鼓管功能正常，患者可在短时间内尝到药味；若出现药味的时间延长或不出现药味，提示咽鼓管功能不良。

（四）听觉功能检查

1.音叉试验

检查者手持叉柄，将叉臂在手掌适度敲击，使其振动。检查气导时，将振动的两叉臂束端平行地置于距外耳道口 1 cm 处;检查骨导时,将叉柄末端紧贴于颅面上或鼓窦区。采用下述几种试验法,综合评价测试结果,可初步判断耳聋性质,但难以精确判断听力损失程度。

(1)林纳试验:又称气导骨导比较试验,是测试单耳气、骨导听力之比。振动音叉后,将音叉柄底部放在乳突上测试骨导听力,直至听不到声音时,立即测同侧耳气导听力。若受试耳仍可听到声音,说明气导>骨导,以阳性(+)表示。若受试耳听不到气导声音,应再振动音叉,先测气导,待听不到声音,再测骨导。若骨导仍可听到,说明骨导>气导,以阴性(-)示之。若两次测试气导与骨导听力相等,以(±)表示。

(2)韦伯试验:又称骨导偏向试验,意在比较受检者两耳的骨导听力。将振动的音叉柄底部紧压颅面中线上任一点,请受检者辨别声音偏向何侧。以"→"示偏向侧,以"="表示声音在中间。

(3)施瓦巴赫试验:施瓦巴赫试验,又称骨导比较试验,旨在比较受检耳与正常耳的骨导听力。通常以检查者充当正常人的标准,前提是检查者的听力是正常的。检查时先以振动的音叉柄放在检查者自己的鼓窦区,直至听不到声音时,立即将音叉柄放在受检者鼓窦区,若仍能听到,说明受检者骨导延长;若听不到,则掉转检查次序,先测试受检者骨导,直至听不到声音时,再将音叉柄放在检查者鼓窦区,若仍能听到,说明受检者骨导缩短。受检耳骨导延长,为阳性(+),缩短为阴性(-),若与正常人相等,以(±)表示。

(4)盖莱试验(Gelle test,GT):适用于鼓膜完整者,检查其镫骨是否活动。将振动的 C 音叉柄放在鼓窦区,同时以鼓气耳镜向外耳道交替加压和减压。若出现声音强弱波动,亦即当加压时骨导顿觉减低,减压时恢复,即为镫骨活动试验阳性(GT"+"),表明镫骨活动正常。若加压、减压声音无变化时,则为阴性(GT"-"),为镫骨底板固定征象。

2.纯音听力检查

纯音听力计是应用电声学原理设计而成,通过电子振荡装置和放大线路,产生不同频率和不同强度的纯音,供测试人耳听觉功能。设计中,将正常人平均听阈制定成标准听力零级,听力零级是指健康人正常耳听阈声压级(sound pressure level,SPL)的统计数值,代表一个国家或地区的听力标准。听力计上的 0 分贝即为听力零级,因此通过听力计测出的受试耳听阈(单位为 dB)即听力损失 dB 数(听力级,HL)。

最常用的是纯音听阈测试。听阈是指人耳对某一纯音信号能感受的最小声强值。人耳对不同频率纯音的听阈不同,纯音听阈测试即测定受试耳在一定范围内不同频率纯音的听阈,听阈升高也就是听力下降。测试项目包括气导和骨导。两种纯音听阈图均为以横坐标表示频率(单位为 Hz)、纵坐标表示听阈值(单位为 dB)的坐标图,简称听图(或听力曲线)。在图中,将受试耳各个不同频率的听阈连成线,即为气导和骨导听力曲线(图 1-1)。

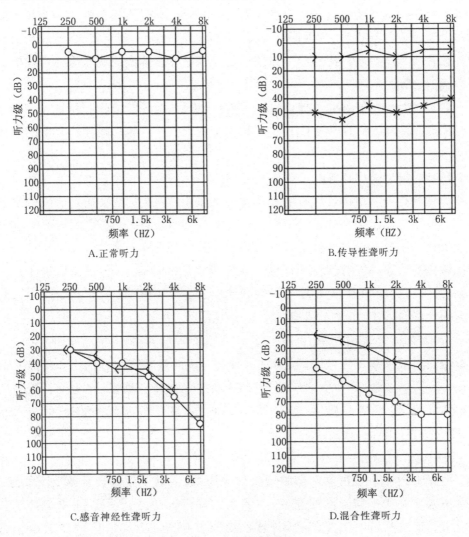

图 1-1　4 种不同类型的听力

纯音听阈测试的目的有二:一是了解各频率是否存在听力损失以及听力损失的程度,正常听力指各频率听阈在 25 dBHL 以内;二是判断听力损失的性质属于传导性聋、感音神经性聋还是混合性聋。

(1)正常听力图的特点是:各频率听阈均不超过 25 dBHL,且气、骨导间距不超过 10 dB。

(2)传导性聋在听力图上的特点为:骨导正常,气导下降,气导曲线多为平坦或低频听力损失较重而呈上升型,气骨导间距大于 10 dB,气骨导间距愈大,表示传导性聋愈重。

(3)感音神经性聋听力图的特点为:气、骨导曲线一致性下降,气、骨导间距不超过 10 dB。

(4)混合性聋听力图的特点为:气导和骨导都下降,且有气骨导间距存在,兼有传导性聋和感音神经性聋的听力曲线特征。

利用声强超过受检耳听阈的纯音测试其听觉功能的试验,称为阈上功能测验,包括重振试验、听觉疲劳和病理性适应测验等,可对感音神经性聋的病变部位进行辅助判别。

3.言语测听

纯音听阈测试只说明受试耳对各种频率纯音的听敏度,不能全面反映其听功能状况,例如感音神经性聋患者多有"只闻其声,不明其意"的现象。言语测听法作为听功能检查法的组成部分,不仅可弥补纯音听阈测试法的不足,而且有助于耳聋病变部位的诊断。

言语测听法是将标准词汇录入磁带或 CD 光盘上,检测时将言语信号通过收录机或 CD 机传入听力计并输送至耳机进行测试。由于注意到方言对测试结果的影响,目前除普通话词汇外,还有广东方言等标准词汇。主要测试项目有言语接受阈和言语识别率。言语接受阈以声级(dB)表示,在此声级上,正常受试耳能够听懂 50% 的测试词汇。言语识别率是指受试耳能够听懂所测词汇的百分率,将不同声级的言语识别率绘成曲线,即成言语听力图。根据言语听力图的特征,可鉴别耳聋的种类。

用敏化或称畸变言语测听法,有助于诊断中枢听觉神经系统的疾病,如噪声干扰下的言语测听、滤波言语测听、竞争语句试验、交错扬扬格词试验、凑合语句试验等。

言语测听法尚可用于评价耳蜗植入术后听觉康复训练效果,评估助听器的效能等。

4.声导抗检查

声导抗检查包括鼓室导抗图和镫骨肌声反射。

(1)鼓室导抗图:随外耳道压力由正压向负压的连续过程,鼓膜先被压向内,逐渐恢复到正常位置,再向外突出,由此产生的声顺动态变化,以压力声顺函数曲线形式记录下来,即鼓室导抗图。曲线形状,声顺峰在压力轴的对应位置(峰压点),峰的高度(曲线幅度),以及曲线的坡度、光滑度较客观地反映鼓室内病变的情况。

鼓室导抗图常见的有以下五种类型(图1-2)。①A型:中耳功能正常。②As型:鼓膜活动度减低,见于耳硬化、听骨链固定和鼓膜明显增厚等。③Ad型:鼓膜活动度增高,见于听骨链中断、鼓膜萎缩、愈合性穿孔及咽鼓管异常开放时。④B型:见于鼓室积液、鼓室粘连或鼓膜穿孔、耵聍栓塞者。⑤C型:鼓室负压。

比较捏鼻鼓气法或捏鼻吞咽法前后的鼓室导抗图,若峰压点有明显移动,说明咽鼓管功能正常,否则为功能不良。

(2)镫骨肌声反射:一定强度的声刺激在内耳转化为听神经冲动后,由听神经传至脑干耳蜗腹侧核,经同侧或交叉后从对侧上橄榄核传向两侧面神经核,再经面神经引起所支配的镫骨肌收缩,使鼓膜及听骨链的阻抗发生改变,称镫骨肌声反射,这种鼓膜顺应性的变化可由声导抗仪记录下来。正常人左右耳分别可引出交叉(对侧)与不交叉(同侧)两种反射。镫骨肌声反射的用途较广,目前主要用在估计听敏度、鉴别传导性与感音性聋、鉴别耳蜗性和蜗后性聋等方面,并可用于识别非器质性聋、对周围性面瘫进行定位诊断和预后判断、对重症肌无力进行辅助诊断及疗效评估等。

5.电反应测听

声波在耳蜗内通过毛细胞转导、传入神经冲动,并沿听觉通路传到大脑,在此过程中产生的各种生物电位,称为听性诱发电位。用这些电位作为指标来判断听觉通路各个部分功能的方法,称电反应测听法,它是一种不需要受试者作主观判断与反应的客观测听法。

听性诱发的生物电位种类较多,目前应用于临床测听者主要有耳蜗电图、听性脑干诱发电位、中潜伏期反应及皮质电位等,它们的信号都极微弱,易被人体的许多自发电位、本底噪声及交流电场等所掩盖,需要在隔音电屏蔽室内进行检测,受检者在保持安静状态下,利用电子计算机平均叠加技术提取电信号。

(1)耳蜗电图:耳蜗电图包括3种诱发电位,耳蜗微音器电位(cochlearmi-crophonics,CM)、和电位(summating potentials,SP)以及听神经复合动作电位(compound nerve action potential,CAP,常简作AP)。

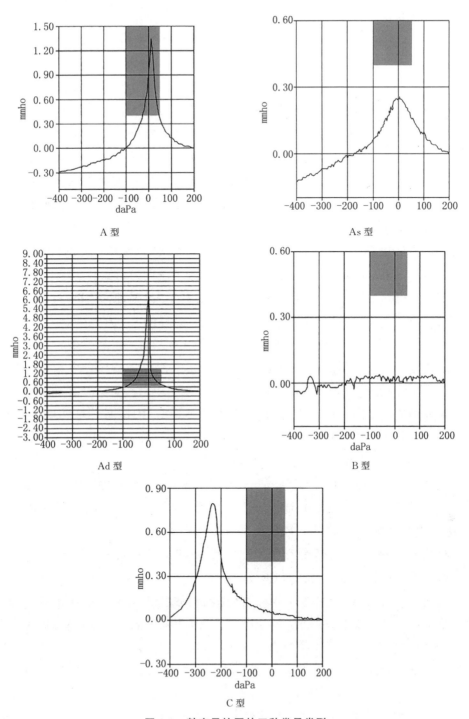

A 型

As 型

Ad 型

B 型

C 型

图 1-2 鼓室导抗图的五种常见类型

CM 是用单相位刺激声通过两种相位相减,可获 CM,常用短纯音作刺激声。CM 电位为交流电位,几乎没有潜伏期,波形与刺激声的波形相同,持续的时间相同或略比声刺激为长,振幅随声强增加。SP 和 AP:正常人在外耳道或鼓膜表面经无创电极记录到的 SP 为负直流电位,同样无潜伏期和不应期。AP 主要由一组负波(N1~N3)组成,其潜伏期随刺激强度的增加而缩短,振幅随之相应增大。AP 是反映听觉末梢功能最敏感的电位,是耳蜗电图中的主要观察对象。因为 CM 对 AP 的干扰严重,临床上常用相位交替变换的短声刺激将 CM 消除,这样记录出的图形为 SP 与 AP 的综合波。临床上用短声、短音或短纯音作刺激声,刺激重复率 10 次/秒,记录电极用针状电极经鼓膜刺到鼓岬部近圆窗处,或用极小的银球电极紧放在鼓膜后下缘近鼓环处;参考电极置同侧耳垂或头顶;鼻根部或前额接地电极。滤波带宽 3~3 000 Hz,分析窗宽 10 毫秒,平均叠加 500 次。对各波的潜伏期、振幅和宽度(时程)、−SP/AP 振幅的比值,以及刺激强度与 AP 振幅的函数曲线和刺激强度与潜伏期函数曲线等指标进行分析,可助对听神经及其外周听觉传导通路上各种耳聋进行鉴别、客观评定治疗效果。

(2)听性脑干反应(auditory brain stem response,ABR)测试是利用短声刺激引起听觉神经传导系统的生物电改变,在头皮上用电极将这种生物电变化加以记录,用以观察和判断听觉系统是否存在病损及其部位,是一种客观的检测方法。听性脑干反应测试对于蜗后病变(例如听神经瘤)的诊断具有极重要价值。在做 ABR 检测前患者必须先行纯音听阈测试以明确听力损失情况,利于对 ABR 结果作正确判读。检查应在声电屏蔽室内进行。患者安静平卧,体位舒适,颈部肌肉放松,必要时可用镇静剂;按规定安放电极,极间电阻应小于 2 000 Ω;戴耳机,测试时对侧耳应加掩蔽。以短声刺激 2 000 次,强度可由最大输出开始,声刺激重复率 10~20 次/秒,叠加 1 000 次或 2 000 次。每个强度重复 1 次,必要时重复 4~8 次,获得听性脑干反应曲线后,再逐渐减低强度测试。

典型的听性脑干反应曲线 ABR 为刺激后 1~10 毫秒潜伏期内出现的 7 个波的曲线(图 1-3)。临床主要观察Ⅰ、Ⅲ、Ⅴ波的波型,即潜伏期及波间期。经动物和临床试验证明 7 个波的来源为:Ⅰ波——耳蜗神经的近耳蜗端;Ⅱ波——耳蜗神经的近颅;Ⅲ波——耳蜗核;Ⅳ波——上橄榄核;Ⅴ波——斜方体,下丘区域的神经活动在时间上对应于Ⅴ波后的负波;Ⅵ波——内膝体;Ⅶ波——听放射。关于 ABR 各波的来源有不同的说法,但新进的研究表明,ABR 各波均为突触后电位。根据波形,判断潜伏期及波间期是否属于正常。表 1-1 列出 ABR 正常及不正常的诊断标准供参考。必须说明,由于各实验室所使用的仪器及操作方法的差异,因此各个实验室应有自己的正常值数值。在正常均值上加 1、2 与 3 个标准差即可算出正常,大致正常,可疑异常及不正常的标准。有时听性脑干反应检测时不能引出Ⅰ波,此种情况下须做耳蜗电图检查,以确定Ⅰ波的潜伏期。有条件时,应同时测定听性脑干反应及耳蜗电图。

(3)中潜伏期听诱发电位与 40 Hz 听相关电位:中潜伏期听诱发电位是在给声后 12~50 毫秒记录到的诱发电位。其意义尚未阐明,但对客观评估听阈有价值。40 Hz 听相关电位是指以频率为 40 Hz 的刺激声所诱发、类似 40 Hz 的正弦波电位。为听稳态诱发电位,属于中潜伏期反应的一种。主要用于对听阈阈值的客观评估,尤其是对 1 000 Hz 以下频率的听阈确定更有价值。40 Hz AERP 在 500 Hz、1 000 Hz、2 000 Hz 的平均反应阈为 10 dB nHL。

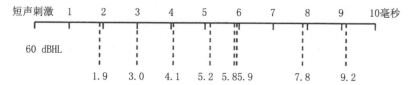

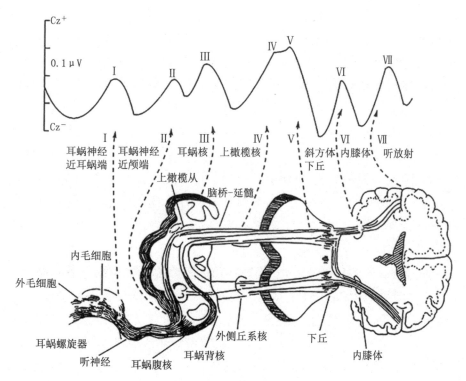

图 1-3　听性脑干反应的诊断标准

17

表 1-1　ABR 正常及不正常的诊断标准供参考

项目	潜伏期(毫秒)			波间期(毫秒)			ILD (毫秒)	双侧 I～V 波间期差 (毫秒)	波形分化程度
	I	Ⅲ	V	I～Ⅲ	Ⅲ～V	I～V			
正常	<1.87	<4.13	<6.02	<2.42	<2.00	<4.32	<0.32	<0.31	清楚
大致正常	1.87～2.05	4.13～6.02	6.02～6.24	2.42～2.59	2.00～2.15	4.32～4.53	0.32～0.45	0.31～0.44	清楚
可疑正常	2.06～2.32	4.33～4.51	6.25～6.46	2.60～2.76	2.16～230	4.54～4.74	0.46～0.58	0.45～0.57	不清楚
不正常	>2.32	>4.51	>6.46	>2.76	>2.30	>4.74	>0.58	>0.51	不清楚

(4)皮质听诱发电位：皮质听诱发电位(cortical auditory evoked potential，CAEP)产生于声刺激后 30～100 毫秒以内，属于慢反应，可由短纯音诱发。记录电极置头顶，参考电极置乳突或颏部。虽然在清醒状态与睡眠状态所记录的 CAEP 不同，但因 CAEP 可用纯音诱发，故可客观检测不同频率的听阈。成人 CAEP 的反应阈 10 dB nHL，儿童 20 dB nHL。

(5)多频稳态诱发电位技术：近年来才发展起来的一种新的客观听力检测技术。因为其测试结果频率特异性高，客观性强，可适用于重度和极重度耳聋患者，因而受到越来越多的重视。基本原理为调频和调幅处理后的不同频率声波，刺激耳蜗基底膜上相应部位听觉末梢感受器，其听神经发出神经冲动，沿听觉通路传至听觉中枢，并引起头皮表面电位变化，这种电位变化通过放大技术，可由计算机记录下来。计算机再对反应信号振幅和相位等进行复杂的统计学处理，系统自动判断是否有反应出现。电脑根据所采集的信号，对其进行复杂的统计学分析，自动判断结果，得到客观听力图、相位图、频阈图和详细的原始数据。

多频稳态诱发电位技术属于客观测听方法，在不能进行行为测听或行为测听不能得到满意结果人群的听力测量中，是很重要的。多频稳态诱发电位可以用于新生儿听力筛查；它还是婴幼儿听力检测中一种可靠而重要的手段，对于确定婴幼儿(尤其<6 个月)各个频率的听力损失程度极为重要，是婴幼儿助听器选配不可缺少的检测手段；在人工耳蜗植入的术前评估中，利用多频稳态诱发电位获得各个频率点的听力状况是非常重要的，它还可以用于助听器佩带和人工耳蜗植入效果的判断；对于成年人可以通过测定多频稳态诱发电位来间接推算患者的行为听阈；通过比较波幅的变化，多频稳态诱发电位还可以用于麻醉深度

的监测;在感音神经性耳聋患者的听功能评价中,ASSR 不但可以获得与行为测听相关性很高的结果,而且听力图的结构也与行为听力图相似。

(五)耳鸣心理声学测试

耳鸣心理声学检查是利用听力计发出不同的声响来模拟耳鸣的响声,以间接了解耳鸣的心理声学特征。临床常用的方法主要有耳鸣音调匹配、耳鸣响度匹配、耳鸣最小掩蔽级测试、残余抑制试验等。

1.耳鸣的音调匹配

用听力计或专门设计的耳鸣检测设备发出不同频率的声音,让患者进行比较,找出最接近患者耳鸣音调的频率。一般单侧耳鸣者,可在耳鸣耳的对侧进行匹配,便于患者比较两侧所听到的响声接近程度;若为双侧耳鸣,则可任选一侧耳进行匹配。

测试时,先让患者熟悉整个测试过程,根据患者描述的耳鸣属高调还是低调,给予适当频率的纯音或窄带噪声,让患者与自己的耳鸣音调相比较,依患者的反应向上或向下调整声音的频率,直到找到最接近耳鸣音调的频率为止。

2.耳鸣的响度匹配

在耳鸣音调匹配完成之后,再进行响度匹配。具体方法是:找到最接近患者耳鸣音调的频率后,以 1 dB 为一档向上或向下反复调节音量大小,让患者进行比较,直到找到最接近患者耳鸣响度的数值。一般用听阈以上的分贝数,即感觉级(dB SL)来表达耳鸣的响度值。耳鸣的响度大多在 10 dB SL 以下。

3.耳鸣最小掩蔽级测试

利用外界声音可掩蔽耳鸣的特点,可进行耳鸣最小掩蔽级测试。方法是:用听力计常规作听阈测试的每个频率,加大音量直至患者听不到耳鸣的响声,找到刚好能掩盖耳鸣的最小响度。将不同频率的最小掩蔽响度值画在听力图上并连成曲线,就是耳鸣掩蔽曲线。根据这条曲线与纯音听阈曲线的关系可分为 5 种类型(图 1-4)。

(1) I 型(汇聚型):气导听阈曲线和掩蔽曲线从低频到高频逐渐汇聚,掩蔽阈值在耳鸣音调处最小,最适合掩蔽治疗。

(2) II 型(分离型):气导听阈曲线和掩蔽曲线从低频到高频逐渐分离,适合做电刺激或掩蔽治疗。

(3) III 型(重叠型):气导听阈曲线和掩蔽曲线几乎重叠,各频率纯音或窄带噪声都能掩蔽耳鸣,最小掩蔽级不超过 10 dB SL,最佳掩蔽效果。

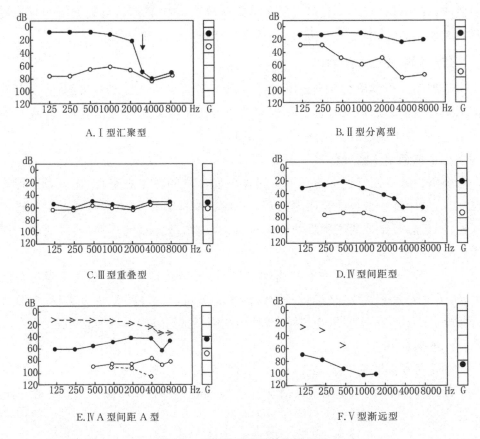

A.Ⅰ型汇聚型　　　　　　　　B.Ⅱ型分离型

C.Ⅲ型重叠型　　　　　　　　D.Ⅳ型间距型

E.ⅣA型间距A型　　　　　　　F.Ⅴ型渐远型

图 1-4　不同类型的耳鸣掩蔽曲线

（4）Ⅳ型（间距型）：为较难掩蔽型，最小掩蔽级较大，一般超过 20 dB SL。

（5）ⅣA型（间距A型）：表示应用纯音掩蔽耳鸣较窄带噪声，需要更高的声强级。

（6）Ⅴ型（渐远型）：任何频率和强度的声音都不能掩蔽耳鸣。

4.残余抑制试验

进行耳鸣音调、响度匹配后，再用包含耳鸣频率的窄带噪声且响度值为阈上 10 dB 的声音，让患者听 1 分钟，当声音停止后，若患者自觉耳鸣减弱或暂时消失，为耳鸣残余抑制试验阳性；若耳鸣无变化或加重，则为残余抑制阴性。

（六）前庭功能检查

1.静态平衡功能检查法

静态平衡功能检查法包括闭目直立检查法、静态姿势描记法等。

（1）闭目直立检查法：请受试者直立，两脚并拢；或一脚在前，另一脚在后，前脚跟与后脚趾相触,两手手指互扣于胸前并向两侧拉紧,观察受试者睁眼及闭目时躯干有无倾倒。平衡功能正常者无倾倒,为阴性;迷路或小脑病变者出现自发性倾倒,为阳性。

(2)静态姿势描记法:又称静态平衡仪检查法,可取得客观而精确的检查结果。例如:应用平衡测试及训练系统行静态姿势图检查。试验方法:双足第二脚趾对着电子倾斜板上 A2、A8 线,双脚跟并拢于 A5 线。内踝前 3 cm 在电子倾斜板 A3/A7 线上。受试者依次做睁眼、闭眼、睁眼＋泡沫垫、闭眼＋泡沫垫 4 次测试。①睁眼静平衡测试:双眼盯着距离 1.5 m 的前面墙体上的一个标志物行静态姿势图。②闭眼静平衡测试:以完全不透光的眼罩遮住患者双眼后行静态姿势图。③睁眼＋泡沫垫静平衡测试:在静态平衡台上加厚度为 10 cm、密度 $50 mg/cm^3$ 的海绵垫行静态姿势图。④闭眼＋泡沫垫静平衡测试:以完全不透光的眼罩遮住患者双眼后在静态平衡台上加海绵垫后行静态姿势图。每项测试时间为 30 秒,每项时间间隔 3 分钟。测试前对受试者做好培训工作,使其熟悉测试方式,测试由同一名专业检测人员采集、分析,并记录摆动面积。

2.动态平衡功能检查法

(1)星形足迹行走试验:受试者蒙眼,向正前方行走 5 步,继之后退 5 步,依法如此行走 5 次。观察其步态,并计算起点与终点之间的偏差角。偏差角大于 90°者,示两侧前庭功能有显著差异。

(2)动态姿势描记法:动态姿势描记法有两种类型,一种测试受检者在跨步运动中的重心平衡状态;另一种通过改变受检者视野罩内容或角度,以及改变受检者站立平台或改变其角度,来检测受检者平衡功能。

3.肢体试验

(1)过指试验:检查者与受试者相对端坐,检查者双手置于前下方,伸出双示指。请受试者抬高双手,然后以检查者之两示指为目标,用两手示指同时分别碰触之,测试时睁眼、闭目各做数次,再判断结果,正常人双手均能准确接触目标,迷路及小脑病变时出现过指现象。

(2)书写试验:又称闭眼垂直写字试验。受试者正坐于桌前,身体各处不得与桌接触,左手抚膝,右手握笔,悬腕,自上而下书写一行文字或画简单符号,书写长度为 15～20 cm。先睁眼后闭眼各书写一次,两行并列。观察两行文字的偏离程度和偏离方向。偏斜不超过 5°为正常,超过 10°示两侧前庭功能有差异。

4.协调功能检查

小脑功能障碍主要表现为协调障碍及辨距不良,故协调功能检查用于检测小脑功能。常用方法包括指鼻试验、指-鼻-指试验、跟-膝-胫试验、轮替运动及对指运动等。

5.视频头脉冲试验

头脉冲试验(head impulse test,HIT)检查作为一种成熟的床旁检查技术,虽然可有效鉴别中枢与外周前庭疾病,但却无法定量分析。床旁观察的 HIT,肉眼只能观察到显性扫视眼动而无法将观察到的病理性扫视波有效记录和定量分析;容易遗漏肉眼无法观察到的"隐性扫视"(头动尚未结束已经出现的眼球的回扫)。视频头脉冲试验(video-head impulse test,vHIT)是在 HIT 的基础之上演变而来的,视频摄像头可有效记录到肉眼无法观察到的补偿性扫视,同时获得头部和眼球运动的位置、角速度、角加速度等,通过计算获得进一步的参数。利用这些参数,vHIT 相较于床旁试验能够更进一步地精确定量评估半规管慢相的(Vestibulo-ocularreflex,VOR),记录到难以察觉的扫视(隐性扫视),为前庭疾病的诊断提供了新的思路。具有设备便携、操作简单、重复性好、耗时短、患者易耐受等优点。vHIT 操作简单,无不良反应,可以记录 6 个半规管在头部快速随机转动时眼球的运动特点,反映 VOR 的高频特性,体现眩晕患者 VOR 受影响的情况,能帮助鉴别诊断外周性眩晕和中枢性眩晕,是临床眩晕疾病非常实用的一项检查方法。vHIT 在操作过程中,受试者与检查者因素均会影响检查结果。受试者需睁大眼睛以保证瞳孔成像清晰、瞳孔面积最小化(光线充足的环境)、颈部放松、消除下垂的眼睑、不可预判头转动的方向、盯看视靶时不可眨眼;检查者操作时的手法也会产生影响,比如甩头速度过缓过猛、甩头角度过大等;有规律的甩头动作则使患者产生习服,出现假阴性结果。

6.主观视觉垂直线检查

主观垂直视觉准确的标准化测量可以提供有价值的诊断信息。向患侧偏斜提示患侧前庭终末器官、前庭神经或低位脑干病变;而向对侧偏斜见于上位脑干或小脑尾侧的病变。偏斜程度越大,病变越广泛,很多患者都会遗留一定程度的偏斜。由于偏斜的产生依赖前庭核神经元张力性静息活动,主观垂直视觉检查对双侧对称性的耳石功能损害不适用。

7.前庭诱发肌源性电位检查

强大的声音刺激可使人类耳石器做出反应,并经特定的反射通路引起保持张力的部分浅表骨骼肌收缩,这种电反应过程可以通过皮肤表面电极记录下来,称为前庭诱发肌源性电位(vestibular evoked myogenicpotentials,VEMPs),其主要包括颈肌前庭肌源性诱发电位(cervical vestibular evoked myogenic potential,cVEMP)和眼肌前庭诱发肌源性电位(ocular vestibular evoked myogenic potential,oVEMP)。cVEMP 的产生可能是球囊经声刺激后,通过前庭脊髓束在颈运动神经元内产生抑制性的突触后电位,其传导通路为:球囊斑→前庭下神经→前庭神经核(脑干)→内侧前庭脊髓束→颈部运动神经元→同侧胸锁乳突肌,cVEMP 反映同侧球囊及前庭下神经功能状态。oVEMP 来源于椭圆囊,经前庭上神经传入,投射至对侧眼下斜肌,其传导通路为:椭圆囊斑→前庭上神经→前庭神经核(脑干)→交叉前庭眼束(内侧纵束)→对侧动眼神经核→对侧眼下斜肌,oVEMP 反映对侧椭圆囊及前庭上神经功能状态。VEMPs 能够客观反映耳石器的功能,具有检查快、精准度高、无创等优点,在临床上逐渐被广泛使用,可使我们对前庭系统的理解更加透彻,在诊断前庭疾病和探讨耳石器状态方面提供了新机遇,VEMPs 应用于耳源性眩晕的深层临床意义及其在更大范围内的临床应用等诸多问题都需要更多研究和探索,这也将是未来前庭研究的热点和切入点。

8.眼震检查

眼球震颤是眼球的一种不随意的节律性运动,简称眼震。常见的有前庭性眼震、中枢性眼震、眼性眼震和分离性眼震等。前庭性眼震由交替出现的慢相和快相运动组成,慢相为眼球转向某一方向的缓慢运动,由前庭刺激所引起,快相是眼球的快速回位运动,为中枢的矫正性运动。一般来说,慢相朝向前庭兴奋性较低的一侧,快相朝向前庭兴奋性较高的一侧。因快相便于观察,故通常将快相所指方向作为眼震方向。按眼震方向可分为水平性、垂直性、旋转性及对角性等。眼震方向经常以联合形式出现,如水平-旋转性、垂直-旋转性等。

(1)眼震检查方法:眼震的检查方法有裸眼检查法、Frenzel 眼镜检查法、眼震电图描记法等三种。①裸眼检查法:检查者用肉眼观察受试者裸眼,注意有无眼震及眼震的方向、强度等。眼震强度可分为 3 度:Ⅰ度为眼震仅出现于向快相侧注视时,Ⅱ度为向快相侧及向前正视时均有眼震,Ⅲ度为向前及向快、慢相侧方向注视时皆出现眼震。②Frenzel 眼镜检查法:Frenzel 眼镜为一屈光度为+15~+20 D 的凸透镜,镜旁装有小灯泡;受试者戴此镜检查时,可避免裸眼检查时因受到固视的影响而使眼震减弱或消失的缺点。此外,由于凸透镜的放大作用及灯泡的照明,还可使眼震更容易被察觉。③眼震电图描记法:眼震电图描记仪(electronystagmography,ENG)是一种记录眶周电极间电位差的仪器。从生物电的角度来看,可将眼球视为一带电的偶极子,角膜具正电荷,视网膜具负电荷。当眼球运动时,由角膜和视网膜间电位差形成的电场在空间的相位发生改变,眶周电极区的电位亦发生变化。眼震电图描记仪将此电位变化放大,并通过描绘笔记录之。用眼震电图描记仪记录眼震比肉眼观察时更为精确,可检出肉眼下不能察觉的微弱眼震,并提供振幅、频率及慢相角速度等各种参数;通过计算机分析,尚可对快相角速度,旋转后眼震及视动后眼震等难以用肉眼观察的参数进行分析处理,更可提高其在诊断中的价值。ENG 检查既可在暗室进行,亦可在亮室进行;受试者睁眼、闭眼时均可检查,后者可消除固视的影响。但 ENG 有时亦可出现伪迹,不能记录旋转性眼震,应予注意。红外电视眼震电图描记法:红外电视眼震电图描记法(videonystagmograghy,VNG)是近年来应用于临床检测眼球震颤的仪器,受检者佩戴特制的 Frenzel 眼镜,该眼镜上有红外摄像头而将眼动情况记录、传送至显示器及计算机。观察眼震直观。

(2)眼震检查分类:眼震检查分自发性眼震检查、视眼动系统检查法、诱发性眼震检查等三类。

自发性眼震检查:检查自发性眼震是一种无须通过任何诱发措施即已存在的眼震。检查者立于受检者的正前方,用手指在距受试眼 30~60 cm 处引导受试者向左、右、上、下及正前方 5 个基本方向注视,观察有无眼震及眼震的方向、强度等。注意眼球移动偏离中线的角度不得超过 45°,以免引起生理性终极性眼震。按自发性眼震的不同,可初步鉴别眼震属外周性、中枢性或眼性。

视眼动系统检查法:是检测视眼动反射及视前庭联系功能状态的方法,有扫视试验、平稳跟踪试验、视动性眼震检查法、凝视试验等不同方法。①扫视试验:又称视辨距不良试验或称定标试验。请受试者注视并随视跟踪仪之灯标亮点移动,其速度为 350~600°/s。以电眼震描记仪记录眼球运动的速度和精确度。脑干或小脑病变时结果异常。②平稳跟踪试验:又称平稳跟随试验。受试者头部固定于正中位,注视距眼前 50~100 cm 处的视标,该视标通常作水平向匀速的正弦波摆动,速度为 40°/s。视线跟随视标运动而移动,并以电眼震描绘仪记录眼动曲线,临床上眼动曲线分四型,正常曲线光滑(Ⅰ型、Ⅱ型),曲线异常(Ⅲ型、Ⅳ型)主要见于脑干或小脑病变。③视动性眼震检查法:视动性眼震是当注视眼前不断向同一方向移动而过的物体时出现的一种眼震。检查时请受试者注视眼前作等速运动或等加、减速度运动的、黑白条纹相间的转鼓或光条屏幕,记录当转鼓正转和逆转时出现之眼震。正常人可引出水平性视动性眼震,其方向与转鼓运动的方向相反,两侧对称,速度随转鼓运动速度而改变。眼震不对称、眼震减弱或消失,或方向逆反,主要提示中枢病变。自发性眼震或某些眼病可影响结果。④凝视试验:当眼球向一侧偏移时方出现的眼震称注视性眼震,又称凝视性眼震。注视性眼震的快相与眼球偏转的方向一致,强度随偏转角度增大而加强,眼球向前直视时眼震消失,多示中枢性病变。

诱发性眼震检查:诱发性眼震是通过主动给予一定的刺激所诱发出来的眼震。常用的检查方法有以下几种。

位置性眼震:当头部处于某一特定位置时才出现的眼震称位置性眼震。检查一般在暗室内,首先坐位时扭转头向左、右、前俯、后仰各 45～60°,其次为仰卧位时头向左、右扭转,最后仰卧悬头位时向左、右扭转头,变换位置时均应缓慢进行,每一头位观察记录 30 秒。

变位性眼震:在迅速改变头位和体位时诱发的眼震称变位性眼震。受试者先坐于检查台上,头平直。检查者立于受试者右侧,双手扶其头,按以下步骤进行:坐位→仰卧悬头位→坐位→头向右转→仰卧悬头→坐位→头向左转→仰卧悬头→坐位。每次变位应在 3 秒内完成,每次变位后观察、记录 20～30 秒。注意潜伏期,眼震性质、方向、振幅、慢相角速度及持续时间、有无疲劳性等,记录有无眩晕感、恶心、呕吐等。如有眼震,应连续观察、记录 1 分钟,眼震消失后方可变换至下一体位。变位性眼震主要出现于椭圆囊斑耳石脱落刺激半规管壶腹嵴引起的良性阵发性位置性眩晕。

温度试验:通过将冷、温水或冷热空气注入外耳道内诱发前庭反应,有助于区别周围性和中枢性前庭系病变。常用的温度试验方法有微量冰水试验与冷热试验两种。①微量冰水试验:受试者正坐,头后仰 60°,使外半规管呈垂直位,向外耳道注入 4 ℃融化冰水 0.2 mL,记录眼震。若无眼震,则每次递增 0.2 mL 4 ℃水,直至 2 mL 冰水刺激无反应,示该侧前庭无反应。5 分钟后再试对侧耳。前庭功能正常者 0.4 mL 可引出水平性眼震,方向向对侧。②冷热试验:受试者仰卧,头前倾 30°后向外耳道内分别注入 44 ℃和 30 ℃的水(或空气),每次注水(空气)持续 40 秒,记录眼震。一般先注温水(热空气),后注冷水(冷空气),先检测右耳,后检测左耳,每次检测间隔 5 分钟。有自发性眼震者先刺激眼震慢相侧之耳。

旋转试验:旋转试验的原理是,半规管在其平面上沿一定方向旋转,开始时,管内淋巴液由于惰性作用而产生和旋转方向相反的壶腹终顶偏曲;旋转骤停时,淋巴液又因惰性作用使壶腹终顶偏曲,但方向和开始时相反。旋转试验常用脉冲式旋转试验、正旋摆动旋转试验和慢谐波加速度试验等。

视眼动反射:检查视眼动反射可以了解前庭功能状态,有助于区别病变是外周性的还是中枢性的。常用的方法有视动性眼震检查、扫视试验、平稳跟踪试验、凝视试验等。

瘘管试验:将鼓气耳镜置于外耳道内,不留缝隙。向外耳道内交替加、减压力,同时观察受试者的眼球运动及自主神经系统症状,询问有无眩晕感。当骨迷路由于各种病变而形成瘘管时,则会出现眼球偏斜或眼震,伴眩晕感,为瘘管征阳性;仅感眩晕而无眼球偏斜或眼震者为弱阳性,示有可疑瘘管;无任何反应为阴性。由于瘘管可被肉芽、胆脂瘤等病变组织堵塞,或为机化物所局限而不与外淋巴隙相通,以及在迷路功能完全丧失时,瘘管虽然存在却不激发阳性反应,故瘘管试验阴性者不能排除瘘管存在之可能,应结合病史及临床检查结果判断。

Hennebert 征和 Tullio 现象:向外耳道加减压力引起眩晕者,称 Hennebert 征阳性,可见于膜迷路积水,球囊与镫骨足板有粘连时;强声刺激可引起头晕或眩晕,称 Tullio 现象,可见于外淋巴瘘患者或正常人。

9.变位试验

(1)Dix-Hallpike 试验:患者坐位水平方向转头 45°,快速躺下使头悬垂与水平面呈 30°角。眩晕出现可有潜伏期,该体位应维持 30 秒,如果患者有良性阵发性位置性眩晕,当患耳为下位耳石会诱发眩晕和眼震,眼震特征为以眼球上极为标志的垂直扭转性眼震(垂直成分向眼球上极,扭转成分向地)。恢复坐位还会出现眩晕和眼震,眼震方向逆转。管石症眼震持续时间<1 分钟,嵴帽结石症眼震持续时间≥1 分钟。

(2)Roll 试验:患者仰卧头屈曲 30°,然后头快速向一侧转动,并保持头位 1 分钟,观察有无眩晕出现,头位再转回中线位(仍然是轻度屈曲位),再快速转向对侧。水平半规管,左转和右转两个方向都会出现眩晕和眼震,管石症眼震方向向地,有疲劳性,持续时间<1 分钟;而嵴帽型眼震方向离地,不疲劳,持续时间≥1 分钟。

(七)耳部影像学检查

1.耳部 X 线检查

颞骨岩乳突部的 X 线检查可对耳部某些疾病的诊断提供参考,如外耳道闭锁、中耳胆脂瘤、外伤及肿瘤等。近年来,由于颞骨 CT 检查在临床的应用,岩乳突部的 X 线检查已逐渐被取代。

2.颞骨 CT 扫描

颞骨 CT 扫描可采用轴位和冠状位。轴位扫描常规采用听眶线为基线,即外耳道口上缘与眼眶上缘顶点的连线,从此基线向上逐层扫描。冠状位可取与听眶线呈 105°或 70°的基线,从外耳道口前缘开始,自前向后逐层扫描。2 种位置的扫描层厚均为1~2 mm,层间距1~2 mm。轴位扫描一般有6~8个重要层面,由下而上分别可显示咽鼓管骨段、骨性外耳道、锤骨、耳蜗、颈静脉球窝、圆窗、砧骨、镫骨、锤砧关节、面神经管水平段和迷路段、内耳道、前庭、鼓窦、水平半规管、前半规管、后半规管、乙状窦板、乳突和鼓室天盖等。冠状位一般取6~7个层面,从前至后可分别显示锤骨、耳蜗、颈动脉管升部、前半规管、内耳道、后半规管、外耳道、水平半规管、中鼓室、下鼓室、鼓窦、鼓室天盖、前庭等。

由于高分辨率CT扫描能清晰地显示耳部及其邻近组织的精细解剖结构,对耳部的先天畸形、外伤、各种中耳炎症及某些耳源性颅内并发症(如硬脑膜外脓肿、乙状窦周围脓肿、脑脓肿等)、肿瘤等具有较高的诊断价值,在临床上得到了广泛的应用。颞骨CT薄层扫描及膜迷路实时三维重建亦可观察内耳发育状况。但是CT对中耳内软组织阴影的性质尚不能做出准确的判断。

3.颞骨的磁共振成像

磁共振具有很高的软组织分辨率,可对耳部病变组织的性质做出诊断,如听神经瘤、颈静脉球体瘤、中耳癌、乙状窦血栓形成、耳源性脑脓肿等。其中,特别是听神经瘤,具有重要的诊断价值。通过膜迷路水成像方法可观察膜迷路发育状态、有无纤维化或骨化情况;头轴位扫描可沿听神经长轴方向观察听神经的完整性,斜矢状位扫描可在不同层面上观察听神经、前庭神经及面神经截面。

4.数字减影血管造影

对耳部血管瘤,如耳郭血管瘤,颈静脉球体瘤,动-静脉瘘等有较高的诊断价值,并可在此基础上对供血血管行栓塞术。

二、鼻部常用检查法

(一)鼻腔检查

1.鼻前庭检查

嘱被检者头稍后仰,检查者以拇指推起鼻尖即可视诊。观察鼻前庭皮肤有无红肿、糜烂、皲裂、结痂,以及鼻毛脱落情况。皮肤皲裂、结痂、鼻毛减少,轻度充血见于鼻疳。局限性隆起,触痛明显或隆起顶端有脓点是为鼻疖,隆起位于鼻前庭外下壁,无触痛见于鼻痰包(鼻前庭囊肿)。此外,还应注意鼻前庭有无赘生物、乳头状瘤等。必须仔细诊查鼻前庭外上方之隐窝部,以免遗漏病变。

2.前鼻镜检查

前鼻镜的用法:左手持前鼻镜,拇指置于两叶的交叉点上,一柄置于掌内,另一柄由其余四指扶持。将前鼻镜的两叶合拢后与鼻底平行地伸入鼻前庭,注意勿超过鼻阈,以防造成疼痛或碰伤鼻中隔引起出血。然后将前鼻镜的两叶轻轻地上下张开,以扩大前鼻孔。取出前鼻镜时勿使两叶完全合拢,以免夹住鼻毛而增加受检者的痛苦。

鼻腔检查一般可按由鼻下部向上部,由鼻前部向后部,由内壁向外壁依次进行,以免遗漏。被检者头部略向前低下时(第一位置),可见鼻腔底部、鼻中隔前部和下部、下鼻甲和下鼻道;若头向后仰约30°(第二位置),可见鼻中隔中段以及中鼻甲、中鼻道和嗅裂的一部分;再使头部后仰至约60°(第三位置),可见到鼻中隔上部、鼻丘、中鼻甲前端、嗅裂和中鼻道的前下部,少数患者也可以看到上鼻道。如果鼻黏膜肿胀,可先用1%～2%麻黄素液使黏膜收缩后再检查。

正常鼻黏膜呈淡红色,湿润,光滑,鼻甲黏膜柔软而有弹性,鼻底及各鼻道无分泌物潴留。在检查过程中,须注意观察鼻甲有无充血、肿胀、肥大、干燥及萎缩,中鼻甲有无息肉样变等;各鼻道中有无分泌物积聚,并注意分泌物的性质;鼻中隔有无偏曲或骨嵴、棘突、糜烂、穿孔等;鼻腔内有无异物、息肉或肿瘤等。前鼻镜检查不能窥见上鼻甲及上鼻道。如鼻腔分泌物较多,可嘱患者擤出或用吸引器吸出。若下鼻甲黏膜肿胀妨碍观察,可先将1%麻黄素生理盐水棉片置于下鼻甲与鼻中隔之间,3分钟后取出;或用1%麻黄素生理盐水鼻内喷雾1～2次,待黏膜收缩后再行检查。正常的鼻腔,其黏膜呈淡红色,光滑、湿润,探针触之柔软、有弹性,各鼻道无分泌物积聚。下鼻甲与鼻底、鼻中隔并不相贴,有2～3 mm宽的缝隙。判断下鼻甲大小时应注意和患者的主诉及症状结合。鼻甲肿大时以1%麻黄素收缩鼻黏膜,如下鼻甲体积无明显变化,提示为鼻窒(慢性肥厚性鼻炎或药物性鼻炎)。正常中鼻甲比下鼻甲小,黏膜颜色略淡。中鼻甲黏膜肿胀、肥大或息肉样改变可使中鼻道缝隙消失。正常的鼻中隔完全垂直者少见,只有引起临床症状者方为病理性鼻中隔偏曲。鼻腔内新生物较易发现。应仔细观察肿物位置、表面形状,探查其硬度、活动度及表面是否易出血。

3.后鼻镜检查

后鼻镜用于检查鼻腔后部及鼻咽部。被检查者头略前倾,张口,咽部放松,用鼻呼吸。将后鼻镜镜面在酒精灯或热吹风口上略微加热后,检查者左手持压舌板,压下舌前2/3,右手持加热后的后鼻镜,镜面朝上,由一侧口角经悬雍垂侧方送入,置于软腭与咽后壁之间,避免触及咽壁及舌根。适当调整转动镜面角度,以得鼻咽图像全貌。当镜面向上向前时,可见软腭背面及后孔各部;镜面移向两侧,可见咽鼓管咽口、圆枕及咽隐窝等周围结构;镜面移向水平方向,可见鼻咽顶部和腺样体。对咽反射敏感不能合作者,可先予1%丁卡因表面麻醉,然后再行后鼻镜检查。或辅以拉钩、硅胶管等牵拉软腭,以利检查。检查中,注意黏膜有无充血、粗糙、出血和溃疡,表面是否有痂皮或脓液,有无新生物存在等。

4.鼻内镜检查

鼻内镜是硬性内镜,带有光线充足的冷光源,通过镜像放大,能深入鼻腔清晰地观察到从前到后的结构。鼻内镜以其多角度、视野广的特点,可完成对鼻腔内各个部分的检查。此外,经下鼻道上颌窦钻孔术可将鼻内镜引入上颌窦内直接观察窦内各壁和自然开口,还可通过鼻内镜的引导取活体组织病理检查、发现鼻出血部位行电凝固或激光止血。

目前临床上常用的内镜为0°、30°和70°三种,直径4.0 mm,镜身长180 mm,这种内镜视野大、亮度好。儿童可用直径2.7 mm内镜,同时应备有冷光源和光源导线。为了做一些简单操作,还应准备下列器械:0°和45°筛窦钳、直吸引管、弯吸引管、上颌窦套管穿刺针、上颌窦活检钳、蝶窦咬骨钳等。若有摄录系统,有助于操作、教学和资料保存。检查前均应剪鼻毛,使用时先用1%麻黄素生理盐水棉片收缩鼻黏膜,再以1%丁卡因行黏膜表面麻醉。持0°或30°角镜沿鼻底进入,越过鼻中隔后缘,转动镜面观察鼻咽各壁情况。然后逐渐退出指向鼻腔要检查的部位。观察上颌窦口须用70°角镜,鼻腔顶部检查以90°角镜为宜。为防鼻内镜进入鼻腔因温差镜面有雾形成,可事先将镜面用热水加温。即便如此,仍不免有时有雾。此时可在鼻内等其升温取出擦干镜面再迅速放入鼻腔。

鼻内镜检查主要观察显示部位黏膜形态、分泌物性质、有否糜烂、血管扩张;中鼻道内各结构的形态,如钩突的大小,额窦、前组筛窦和上颌窦的开口。各处有否黏膜息肉或真菌团块;有否新生物,其表面形态如何等。当镜端到中鼻甲后端时镜面外转,应观察蝶筛隐窝、蝶窦开口和后组鼻窦开口的形态、有无分泌物等。

经下鼻道钻孔的上颌窦内镜检查须经下鼻道上颌窦环钻术将0°、70°、110°鼻内镜依次经套管引入上颌窦内进行不同角度的观察。正常上颌窦黏膜薄而透明,可看到黏膜下的黄白色骨壁和细小的血管。在内侧壁上方有其自然开口。当有感染性炎症时,黏膜充血、血管扩张且其形态模糊不清,窦内有脓性分泌物存积。只有在特殊情况下需行蝶窦鼻内镜检查,如诊断蝶窦内的阻塞性病变、蝶窦肿瘤、脑脊液鼻漏等。

(二)鼻窦检查

1.视诊和触诊

与鼻窦相应的面部皮肤不同程度的红肿、压痛多见于炎性病变。急性上颌窦炎红肿部位在同侧面颊部,急性筛窦炎的红肿部位在鼻根两侧内眦部,急性额窦炎的红肿部位在眼眶内上角近眉根部。鼻窦感染若向眼眶扩散,可引起眼睑肿胀、结膜充血、眼球突出或移位等。鼻窦肿瘤若累及面部可有鼻窦的面部相应部位隆起,或向皮肤表面破溃,触诊质地硬韧感。上颌窦的后外壁为颞下窝和翼腭窝的前壁,上颌窦癌破坏此壁,可引起患侧颞下窝和翼腭窝饱满,并有张口困难。鼻窦囊肿引起窦腔扩大,窦壁变薄,也可使面部相应部位膨隆,触诊有乒乓球感。肿瘤或囊肿若侵入眼眶可引起眼球突出或移位。

2.前鼻镜检查

鼻镜检查主要观察鼻道中有无脓液及其所在部位,借以判断哪组鼻窦病变。如中鼻道有脓,提示前组鼻窦炎;上鼻道有脓(检查时见于嗅裂处),则提示后组鼻窦炎。如疑似鼻窦炎而中、上鼻道未检见脓液,可采用体位引流法,即先用1%麻黄素棉签收缩鼻腔(尤其是中鼻道和嗅裂处)黏膜,使窦口通畅开放,然后再行体位引流。若疑为上颌窦炎,让患者取侧卧偏低头位,健侧向下;如疑为额窦或筛窦炎,则取正坐位,或取坐位而上身下俯,头下垂近膝,约15分钟后再做前鼻镜检查,观察鼻道中有无脓液。此外,尚需注意观察鼻腔、鼻道内有无新生物,鼻甲黏膜有无肿胀及息肉样变等。

3.上颌窦穿刺冲洗

上颌窦穿刺冲洗是诊断和治疗上颌窦病变的常用方法之一。通过上颌窦穿刺,可将冲洗液或抽吸物进行实验室和病理检查,以明确窦内病变性质和确定治疗方针。用于对上颌窦疾病的诊断和治疗。注意洗出物的量和性质,必要时可将洗出物做细胞学检查和细菌培养等。

(三)鼻功能检查

1.嗅觉检查

(1)嗅瓶试验:用常见的5种不同气味的无色液体,如酒精、香精、醋和煤油等做嗅觉检查,并以水作对照。将各种嗅剂分装于大小、色泽一致的小瓶中,受检者用一指腹堵住一侧鼻孔,以另一侧鼻孔嗅之,然后说明气味的性质,每种嗅剂依次检查。能嗅出全部气味者为嗅觉存在,只辨出2种以下者为嗅觉减退。

(2)嗅阈检查:以多数人可嗅到的最低嗅剂浓度为一个嗅觉单位,将该嗅剂按1~10嗅觉单位配成10瓶,选出7种嗅剂,共配成大小相同的70个褐色瓶。让受检者依次嗅出各瓶气味,测出其最低辨别阈。也可以7×10小方格绘出嗅谱图,使结果更为直观。

(3)嗅觉诱发电位:嗅觉诱发电位是由气味剂或电脉冲刺激嗅黏膜,应用计算机叠加技术,在头皮特定部位记录到的特异性脑电位。由气味剂刺激诱发者亦称嗅性相关电位。

作为一项客观而灵敏的电生理指标,对于嗅觉系统及其相关疾病的诊断具有重要的临床应用价值。①嗅觉障碍的诊断:可作为嗅觉减退、嗅觉倒错和婴幼儿、脑损伤患者的嗅觉水平的检查。②手术监测和评价:嗅觉系统邻近区域的手术,尤其是前颅窝和某些涉及筛顶的鼻部手术,很容易伤及嗅觉系统,引起嗅觉功能障碍。③应用嗅性诱发电位对嗅觉水平做术中监测,可以降低手术并发症的发生率。④术后应用嗅性诱发电位检查嗅觉水平,可以客观评价手术效果,促进术式的改进。某些临床疾病的辅助诊断:嗅觉系统疾病,如嗅神经母细胞瘤,另外如帕金森病、阿尔茨海默病、多发性硬化、颞叶癫痫等疾病早期往往伴有嗅觉水平的下降,故嗅觉诱发电位可用于这些疾病早期诊断的参考。

2.鼻通气功能检查

鼻通气功能检查目的主要是判定鼻通气程度、鼻气道阻力大小、鼻气道狭窄部位、鼻气道有效横断面积等,通过这些指标的测定,对判定病情、确定治疗方针均有重要价值。

(1)鼻通气测量板检查法:用通气测量板可粗略测量鼻腔通气程度。以一长12 cm、宽约8 cm、厚$0.3\sim0.5$ cm的长方形金属板,正面刻有每个方格为1 cm²的正方形图形。检查时将此板放在鼻孔下方,鼻小柱与板缘小缺口接触,保持水平位。受检者平静呼吸$8\sim10$次(约20秒),此时板面会形成清楚的气雾凝集区,用笔画出其外圈边界,再求其面积。据此可将鼻腔通气程度分4个等级:①良好,单侧凝汽范围达15个方格以上。②一般,单侧凝汽范围在$7\sim12$个方格。③较差,单侧凝汽范围达4个方格以内。④极差或全部阻塞,单侧凝汽范围在1个方格以内,或无凝汽现象。

(2)鼻测压计检查法:用于测定呼吸时气流在鼻腔的阻力。正常成人鼻阻力是$196\sim294$ Pa/(L·s)。鼻腔有阻塞性病变时,鼻阻力升高;萎缩性鼻炎或鼻甲切除过大导致空鼻症时,阻力明显减少。

(3)声反射鼻量计检查法:主要用于定量判断鼻腔及鼻咽腔容积、最小横截面积,进而对鼻腔及鼻咽部疾病的病变程度、疗效,甚至疾病的性质做出客观评价。

正常声反射鼻测量曲线可见曲线在鼻腔前部显示有两个明显狭窄处。第一狭窄处为鼻内孔位置,第二狭窄处为下鼻甲前缘位置。健康人鼻腔最小横截面积位于鼻腔前部,曲线从前向后呈渐增高趋势。鼻腔段曲线突然显著增高见于鼻中隔穿孔及萎缩性鼻炎患者,曲线增高程度与鼻中隔缺损面积或萎缩性鼻炎严重程度相关。

鼻腔段曲线突然显著降低见于鼻炎、鼻息肉等鼻腔增生性疾病患者及鼻阈狭窄者。曲线后段显著增高见于腭裂患者。曲线后段低平见于腺样体肥大、阻塞性睡眠呼吸暂停综合征、鼻咽癌等鼻咽部增生性疾病患者。异常曲线的变异位置与鼻腔或鼻咽部病变位置基本一致。

3.鼻自洁功能检查

鼻自洁功能检查主要通过对鼻黏液纤毛传输系统的检查来判定鼻的自洁功能。常用糖精实验:取直径 0.5 mm 的糖精颗粒,置于下鼻甲上表面距鼻甲前端 0.5 cm 处。嘱受检者每 15 秒吞咽一次,当其感到咽部有甜味时立即报道,记录从放置糖精颗粒到感到咽部有甜味时的时间即为糖精受黏液纤毛推动由前向后的移行时间。以细卷绵子由前鼻孔插至咽后壁,测量糖精放置处至咽后壁的距离,以此距离除以移行时间所得之商即为鼻黏液纤毛传输速度。成人正常值为 3.85~13.2 mm/s,平均为 7.82 mm/s。当有鼻腔炎症时可使黏液纤毛传输速度减慢,近年国内外常以糖精实验结果作为鼻、鼻窦疾病治疗效果、各种鼻部药物筛选的指标之一。

4.鼻音的客观定量评价方法

鼻音为语音的组成部分之一,鼻音正常与否直接关系到语音质量的好坏,如何客观、定量地评价发音时鼻音的程度,一直是较大的难题。既往鼻音高低程度的评价都是通过专业训练者的主观感觉来判断,对于同一对象在不同时间或由不同检查者进行检查都有可能得出不同的结论,因此其准确性和可靠性均较差,并且缺乏定量化的手段,所以一直未能在研究方面和临床实践中推广应用。而对于鼻腔共鸣性疾病的评价和治疗,客观、定量地评价发音时鼻音的程度尤为重要。鼻声图仪的问世,该问题才逐渐得到解决。鼻声图仪主要是利用发音比率,并借助计算机来分析判断,因而其检测具有一定的客观性和定量效果。

(四)影像学检查

1.X 线检查

根据检查目的,受检者须采取不同体位摄取平片。鼻骨侧位片可观察到鼻骨骨折线的水平位置,轴位可判断骨折是哪侧。鼻颏位主要用于检查上颌窦,也可显示筛窦、额窦、鼻腔和眼眶。鼻额位主要用于检查额窦和筛窦,也可显示上颌窦、鼻腔和眼眶。因有多结构重影,故从平片上可大体了解窦腔形态,有无黏膜增厚、占位性病变、窦壁完整与否。对诊断鼻窦炎症、窦内新生物、外伤以及受累的邻近器官(眼眶、颅内)病变可提供一定信息。

2.X线计算机断层摄影

X线计算机断层摄影(CT)可清楚显示鼻、鼻窦的骨、软组织、含气窦腔和临近部位(眼眶、颅底、翼腭窝及鼻咽部)等处结构的影像及病变范围,为便于更清楚地观察骨结构和软组织,CT图像应通过调整窗宽和窗位分别摄取骨窗和软组织窗影像。骨窗窗宽为+1 500~4 000 Hu,窗位是+150~400 Hu。如要区分不同软组织,或鉴别是否肿瘤,宜用+300~400 Hu的窗宽和+40~50 Hu的窗位。常用的扫描位置有冠状位、横切位和矢状位。冠状位扫描可很清楚地显示鼻道解剖变异和与鼻窦的交通情况,可显示筛顶与脑、眼眶与鼻窦的交界影像,对判定鼻窦炎症程度和制定手术方案有重要指导意义。横切位扫描多用于评估外伤程度、骨质破坏情况和肿物扩展范围等。矢状位少用,可用于观察额窦、蝶窦形态及与颅底的关系。

3.磁共振成像

磁共振成像(MRI)不受骨影干扰,对软组织辨认能力高于CT,能准确判定鼻、鼻窦肿瘤的位置、大小及浸润程度,并能详细观察肿瘤与周围软组织、淋巴结的关系,由于血管内流动的血液使磁共振信号丢失所产生的"流空效应",使得磁共振能准确反映出肿瘤与血管的关系。

三、咽喉常用检查法

(一)咽部检查

咽部检查时,要求患者摆正头位,处于松弛状态。然后观察患者的面容、表情。某些咽部疾病有其特征性的面容与表情,认识这些表现,有助于尽快准确地做出诊断。患者面部表情痛苦,颈项僵直,头部倾向病侧,口微张而流涎,张口受阻,常用手托住患侧脸部,语音含糊不清,似口中含物,多患扁桃体周围脓肿。患儿重病面容,头颈僵直,头偏向一侧,说话及哭声含糊不清,烦躁,拒食或吸奶时吐奶或奶汁反流入鼻腔,多为咽后脓肿。儿童张口呼吸,缺乏表情,上颌骨变长,腭骨高拱,牙列不齐,上切牙突出,说话带闭塞性鼻音,伴阵发性干咳,咽扁桃体肥大(腺样体肥大)可能性大。患者进行性消瘦,面色苍白,虚弱,口内有恶臭,呈恶病质,多为咽部或口腔恶性肿瘤。面色苍白而发青,一般情况衰弱,双侧下颌或颈部淋巴结肿大,声音嘶哑甚至伴有吸气性呼吸困难的儿童,应怀疑咽喉白喉。咽部检查包括口咽、鼻咽及喉咽部的检查。

1.口咽检查

被检查者正坐张口,平静呼吸。检查者手持压舌板,轻轻压下舌前2/3,过深则容易引起恶心呕吐,过浅则无法充分暴露口咽部。压舌板的近端不可下压,以防将舌尖压于齿上,引起疼痛。对反射敏感者,可进行表面麻醉。观察以下部位。

(1)软腭:观察软腭有无瘫痪,可嘱患者发"啊"声,一侧瘫痪者,健侧向上运动正常,患侧不能运动或下垂。另外应观察软腭上有无充血、溃疡、缺损、膨隆及新生物等。

(2)悬雍垂:观察悬雍垂有无水肿、过长等。前者多为急性咽炎的表现,后者可见于慢性咽炎。

(3)腭扁桃体:观察腭舌弓及腭咽弓有无充血,其间有无瘢痕和粘连,扁桃体是否肿大或萎缩,隐窝口处有无脓液或豆渣样物栓塞,有无溃疡、刺状角化物或新生物。对隐藏在腭舌弓后的扁桃体,需将腭舌弓拉开,检查有无病变,或将压舌板深压舌根部,使其恶心,趁扁桃体被挤出扁桃体窝时进行查看。

(4)咽后壁:咽后壁黏膜常呈淡红色,较光滑,湿润,有散在的小淋巴滤泡,若见多个较大淋巴滤泡,或较多淋巴滤泡融合成片状,则为慢性咽炎之体征。若一侧咽后壁肿胀、隆起,应考虑咽后脓肿或咽后间隙肿瘤的可能。体位不正,可使一侧颈椎横突向前突起,造成一侧咽后壁隆起,应注意排除此种假象。若黏膜表面干燥、菲薄,多为干燥性咽炎的表现。咽后壁黏膜上有较多脓液或黏液,多为鼻腔或鼻窦处流下所致。

(5)口咽部触诊:口咽部触诊是临床上常用的检查方法,尤其对咽部肿块的触诊较视诊更为重要,通过触诊可对肿块的范围、大小、硬度、活动度获得认识,有利于做出诊断。方法是受检者端坐,检查者立于受检者右侧,右手戴手套或指套,用示指沿右侧口角伸入咽部。对扁桃体窝、舌根及咽侧壁的触诊有助于这些部位肿瘤的诊断。此外,咽部触诊对茎突过长症、咽异常感觉的定位均有诊断意义。

2.鼻咽检查

(1)间接鼻咽镜检查:受检者正坐位,头微前倾,用鼻轻轻呼吸。检查者左手持压舌板,压舌前2/3,右手持加温而不烫的间接鼻咽镜,镜面向上,由张口之一角送入,置于软腭与咽后壁之间。应避免接触咽后壁或舌根,引起恶心而影响检查。检查时应通过转动镜面,按顺序观察软腭背面、鼻中隔后缘、后鼻孔、各鼻道及鼻甲后端、右侧咽鼓管咽口、圆枕、咽隐窝、鼻咽顶部及腺样体、左侧咽鼓管咽口、圆枕、咽隐窝等结构。观察有无黏膜充血、粗糙、出血、溃疡、新生物等。咽隐窝是鼻咽癌好发部位,检查时应注意两侧对比,咽隐窝饱满常是鼻咽癌早期特征之一。

咽反射敏感致检查不能合作者,可先行表面麻醉,待数分钟后再检查。如仍不成功,可用软腭拉钩拉开软腭;或用细导尿管插入前鼻孔(两侧或一侧均可),其前端由口拉出,后端留于前鼻孔之外,将两端系紧、固定,则软腭被拉向前,可充分显露鼻咽,并可进行活检。

(2)小儿鼻咽检查法(鼻咽指诊):受检者正坐,头稍前倾(如为儿童,应由助手抱好固定)。检查者位于小孩的右后方,左手示指紧压小儿颊部,以防止小儿咬伤检查者右手指,并用右手示指经口腔伸入鼻咽,触诊鼻中隔后缘、后鼻孔、下鼻甲后端及鼻咽后壁,注意后鼻孔有无闭锁,腺样体大小,有无肿块及其大小、硬度如何,以及病变与周围的关系。当撤出手指时,注意指端有无脓液或血迹。此项检查对受检者有一定的痛苦,事先应向其家长解释清楚,操作时宜轻柔,迅速而准确。

3.喉咽检查

(1)硬性内镜检查法:分经鼻和经口两种。经鼻腔的内镜镜杆较细,一般用70°或90°镜。鼻腔黏膜经收敛和麻醉后,将内镜管经鼻底放入鼻咽部,边看边转动内镜以观察鼻咽各部。经口的内镜又称咽镜,镜杆较粗,光线亮度高。将镜杆经口腔越过软腭置于口咽部,当镜杆末端窗口向上时,可观察鼻咽部,镜杆末端窗口向下时,可观察喉部和喉咽部。

(2)纤维内镜检查法:纤维内镜为可弯曲的光导纤维检查设备。检查前先清理鼻腔内分泌物,行鼻腔、鼻咽部和咽喉黏膜表面麻醉。患者取坐位或平卧位。将纤维内镜接于冷光源上。检查者左手握镜体的操纵体,右手将镜体的远端经前鼻孔送入鼻腔底部,缓缓送入鼻咽部。拨动操纵杆,以使镜体远端弯曲,观察鼻咽的各壁。再将镜向深部推进,经口咽送入喉咽,越过会厌进入喉腔,可详细观察喉咽各部及喉腔。对有可疑的病变部位,可用活检钳取活检,做病理组织学检查。

4.咽部影像学检查

(1)X线检查。①鼻咽侧位片:鼻咽X线侧位片可显示鼻咽部软组织阴影。正常鼻咽顶壁及后壁软组织连续形成凹面向下的阴影,其厚度因年龄而异,儿童有腺样体增殖时,顶后壁较厚,有时可能使鼻咽腔近于闭塞。鼻咽侧位片主要用于显示小儿增殖体的大小及肿瘤对颅底的侵犯情况。②颏-顶位颅底片:主要用于观察颅底的骨结构,鼻咽腔也可显示,其前壁及两侧壁显示较清楚。③颈侧位片:主要用于观察咽后壁软组织的厚度。正常时在第5颈椎以上的咽后壁软组织阴影厚度为 2～3 mm,在喉咽部因前部有气道影故略厚。若软组织影过厚则提示有脓肿或新生物。

(2)CT 检查。①鼻咽部 CT 扫描:主要用于鼻咽癌和其他类型肿瘤的诊断。常用横轴位扫描,冠状位亦可用于观察鼻咽顶壁及侧壁的情况。鼻咽癌表现为鼻咽侧壁切迹变平、变形,软组织影不规则增厚。侵犯鼻腔和鼻窦可见鼻腔软组织块影和鼻窦内肿块或窦腔密度增高。肿瘤向外发展侵犯翼腭窝,可见翼前、翼后及上颌窦后脂肪垫消失,翼腭窝出现软组织肿块,翼板破坏、消失。累及颅底可见中颅凹底不同范围的骨质破坏。CT 检查是确定鼻咽癌扩展范围的良好方法。CT 检查能准确地显示鼻咽纤维血管瘤的形态、生长方式及颅底骨质改变。平扫见鼻腔、鼻咽边界不清的肿块,其密度与肌肉相仿,无法与肌肉分界。增强扫描肿块有明显强化,瘤体与周围组织分界清楚,呈分叶状,肿瘤较大时可侵及鼻腔、鼻窦及翼腭窝等处。②咽旁间隙 CT 扫描:咽旁间隙的肿瘤,通过 CT 平扫,显示肿瘤密度与肌肉相仿或略高于肌肉,增强后有轻度强化。由于咽旁间隙肿瘤种类繁多,因此在定性诊断方面有一定的限度,但有些肿瘤有一定的特征,如畸胎瘤、软骨类肿瘤、脊索瘤可见钙化;脊索瘤伴有枕骨斜坡的骨质破坏;神经源性肿瘤呈椭圆形,边界清楚,呈不均匀强化;颈静脉球瘤有特定的好发部位,并使颈静脉孔扩大、破坏。

(二)喉部检查

由于喉的部位深,生理结构复杂,检查时需要借助一些特殊的方法。在进行喉的检查前,先询问病史,分析症状,并要注意患者的全身情况,包括表情、气色、呼吸等。遇有明显喉阻塞时,可根据主要的病史和症状做出初步诊断。首先解决呼吸困难和紧急的治疗问题,迅速抢救患者生命。待病情稳定后再进行常规的喉部检查。

1.喉的外部检查

喉的外部检查主要是视诊和触诊。视诊主要观察喉的外部大小是否正常,位置是否在颈前正中部,两侧是否对称。甲状软骨和环状软骨的前部可用手指触诊,注意喉部有无肿胀、触痛、畸形,以及颈部有无肿大的淋巴结或皮下气肿等。还可用拇指、示指按住喉体,向两侧推移,可扪及正常喉关节的摩擦和移动感觉。如喉癌发展到喉内关节,这种感觉往往消失。

2.间接喉镜检查

间接喉镜检查是临床最常用、最简便的检查法。受检者正坐,头稍后仰,张口,将舌伸出,平静呼吸。检查者将额镜反光焦点投射于患者口咽部,用纱布块包裹舌前 1/3 部,以左手拇指(在上方)和中指(在下方)捏住舌前部并拉向前下方,示指推开上唇,抵住上列牙齿,以求固定。右手持加温而不烫的间接喉镜由受检者左侧口角伸入咽部,镜面朝向前下方,镜背紧贴悬雍垂前面,将软腭推向上方,观察镜中影像。先调整镜面角度和位置以观察舌根、舌扁桃体、会厌谷、会厌舌面及游离缘、喉咽后壁、喉咽侧壁、梨状窝等结构。然后嘱受检者发"衣"声,使会厌上举,观察会厌喉面、构会厌襞(披裂)、构间区、室带、声带及其运动和闭合情况。要注意间接喉镜内的影像与实际喉咽部及喉腔的位置前后正好相反,而左右不变。若咽反射过于敏感,可先用 1% 丁卡因喷雾咽部,数分钟后再进行检查。

正常情况下,喉及喉咽左右两侧对称,会厌无充血肿胀,梨状窝无积液,黏膜呈淡红色,声带呈白色条状(图 1-5)。检查时应注意观察喉咽及喉腔黏膜色泽和有无充血、肥厚、溃疡、瘢痕、新生物或异物等,同时观察声带及构状软骨活动情况等。

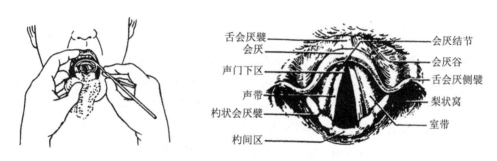

图 1-5 间接喉镜检查法及所见喉部图像

间接喉镜检查有时比较困难。导致检查失败的原因有以下几种:舌背向上拱起,不能很好地暴露咽部;咽反射过于敏感,喉镜伸入后受检者屏气,甚至呕吐;会厌不能上举或会厌发育不良(婴儿型会厌),掩盖喉入口。为了克服上述各种困难,首先可训练受检者安静呼吸,自然地将舌伸出。有时在初次检查时受检者的咽反射很敏感,经几次训练后,尚能顺利接受检查。因此检查者应有充分耐心,如初次检查不够满意,可待 1~2 天后再行复查,或可成功。因咽反射过于敏感,以致不能进行检查者并不多见。若咽反射确很敏感,可于悬雍垂、软腭和咽后壁处喷以 1% 丁卡因 2~3 次,表面麻醉黏膜后再进行检查。若会厌不能上举妨碍观察时,可让受检者发高音的"衣"声,可能易于暴露声门。若经上述努力仍检查困难时,可在黏膜表面麻醉后,让受检者自己拉舌,检查者用左手持喉镜,右手持会厌拉钩或喉用卷棉子将会厌拉起,进行检查。若根据病情必须做喉部检查,而间接喉镜检查又不成功,可使用纤维喉镜检查、喉动态镜或直接喉镜检查。

3.纤维喉镜检查

纤维喉镜系利用透光玻璃纤维的可曲性,纤维光束亮度强和可向任何方向导光的特点,制成镜体细而软的喉镜。其外径 3.2～6 mm,长度 300 mm 以上,远端可向上弯曲 90～130°,向下弯曲 60～90°,视角为 50°。光源用卤素灯的冷光源,患者取坐位或卧位,检查前可在鼻、咽喉处施以表面麻醉,在镜远端的 2～3 cm 处涂以润滑油。检查者左手握镜柄的操纵体,右手持镜干远端,轻轻送入鼻腔,沿鼻底经鼻咽部,进入口咽,在调整远端,伸至喉部时,可观察舌根、会厌谷、会厌、杓会厌襞、梨状窝、室带、喉室、声带、前联合、后联合和声门下区,并能窥清直接喉镜下不能检查的部位,如会厌喉面、喉室等处。对颈部有畸形和张口困难者,亦能顺利检查。亦可用于年老体弱者。纤维喉镜还可与喉动态镜、摄像系统及计算机系统连接。若镜管同时配以负压吸引及活检钳插入通道,必要时可同时进行吸引及局部活检。同其他喉内镜一样,纤维喉镜观察到的喉像为间接喉镜像的倒像。

纤维喉镜的优点在于:患者痛苦小,创伤小;操作简便,可更利于在自然的发音状态下检查喉部各种病变,并不影响言语结构;镜管末端可接近解剖及病变部位,特别是对于颈短、舌体肥厚、咽腔狭小及婴儿型会厌患者的检查效果好。利于声门上区的检查,并可同时观察鼻、咽部的病变;镜体细软可以弯曲,患者不需要特殊体位,特别是对于颈部畸形、张口困难及体弱、危重患者均可进行检查;可与照相机、录摄像设备连接,便于研究及教学。纤维喉镜的主要缺点是物镜镜面较小,镜管较长,产生鱼眼效应,图像容易失真变形,颜色保真程度低。

4.电子喉镜检查

电子喉镜检查是利用电子喉镜影像系统和数字影像处理系统,对喉部进行详细观察并能照相保留。与传统的纤维喉镜相比较,其分辨率和亮度均有很大提高。由影像系统将所摄图像转换成电子信号,能实时处理图像,并可进行结构及颜色调整。其外径约 5 mm,检查适应证和检查方法同纤维喉镜。

5.动态喉镜检查

动态喉镜又称为频闪喉镜。其主要原理是借助某种方法造成声带的快速振动减慢的假象,从而研究声带运动。频闪喉镜允许检查者仔细检查声带振动的多种特征。

声带在发音时振动频率为 80～1 000 次/秒,甚至可达 2 000 次/秒,人眼无法辨别。根据视觉残留定律(Talbot 定律),人眼每秒钟仅能感知 5 个图像(影像),即每一影像在视网膜上停留 0.2 秒,因此在普通光照射下,常规喉镜无法观察到声带的振动状况。频闪喉镜根据以上原理,发音的频率通过麦克风、放大器、差频产生器最后传至氙灯,氙灯根据脚踏开关的控制发射出同样或一定频率差值的间断光束,频闪的频率与声带振动频率同步时,声带形象静止于任何需要的位置以得到正在发音的声带的清晰结构;改变光照频率,使它与振动频率有些微差异时,可提供慢动的现象,使迅速周期性运动的物体产生静止或缓慢运动的光学错觉,便于检查者仔细观察。

动态喉镜系统由频闪光源、硬质窥镜(70°或 90°)或纤维喉镜、麦克风、脚踏开关、摄像系统及显示系统组成。检查时环境应安静、光线较暗,患者坐位,嘱患者放松。可通过气体吹张、加热及涂固体防雾剂等方法,防止镜头起雾。麦克风固定于甲状软骨处或直接连接在喉窥镜上,将喉窥镜深入患者口咽部,患者平静呼吸,旋转使镜头对准喉。使用 70°镜时,镜头接近咽后壁,使用 90°镜则镜头应位于硬腭、软腭交界处、平行于声带。嘱患者发"衣",检查者可通过脚踏开关启动并控制声脉冲与闪光光源间的相位角,从 0°~360°连续可调,从而观察声带振动过程中任何瞬间的动相(缓慢振动)及静止相。动态喉镜观察项目包括以下几个。

(1)声带振动的频率:频闪喉镜仪上均能显示基频的数值。基频与年龄、性别有关,儿童的基频值高于女性,女性的基频值高于男性。声带关闭特征:在声带振动周期中最大关闭时声带接近的程度。正常声带在关闭相时闭合良好,声门不完全闭合时会出现漏气,因而产生气息声。对于声带关闭的描述主要为:完全关闭、梭形裂隙、沙漏样裂隙、前(后)部裂隙、不规则裂隙等。

(2)声门上活动:正常状态下,发音时声门上结构并未涉及振动,保持相对固定的状态。病理状态下部分声门上结构可出现振动,包括:室带振动、杓状软骨区域振动、会厌根部振动、整个声门上结构震颤或声门上结构同时产生"挤压"动作。

(3)声带振动幅度:振动幅度为声带振动时水平相的位移。正常状态下与声带的大小有关。声带振动部分越短、声带组织越僵硬、声带质量越大、声门下压力越小及声门关闭过紧时声带振动幅度越小。

(4)黏膜波:发音时声带黏膜的波动,自下而上跨越声带垂直断面,并由内向外传播,是声带振动的重要特征。黏膜波可由以下 4 种方式描述。①正常:在习惯的基频及响度下发音时黏膜波的程度及大小正常。②黏膜波缺乏:未发现黏膜波。③小黏膜波:黏膜波小于正常范围,并可根据其减弱程度分为轻、中、重三级。④大黏膜波:黏膜波异常增大。同时应比较两侧黏膜波间的相对位移:左<右、左>右、左=右。发音时每侧声带的黏膜波从有到无,说明病变由轻到重;波动消失到声带振动减低或消失说明病变从黏膜层向深层组织浸润。声带浅表黏膜损害多影响黏膜波动,深部组织损害可引起声带振动异常。

(5)非振动部位:即发音时声带的任何一部位未振动的现象。可发生于部分或全部声带。

(6)声带振动的对称性及周期性:正常声带振动时双侧对称,当双声带开放、关闭位移相同时运动为对称,反之亦然。非对称性声带运动可因声带的位置、形状、质量、张力、弹力及黏质性的差异而异。声带的非周期性振动产生噪声。频闪喉镜较纤维喉镜具有放大作用,多为3~5倍,可获得更为清晰的影像,且无鱼眼效应,对于喉功能的观察更为全面。

6.直接喉镜检查

(1)适应证。①喉腔检查及手术:直接喉镜检查可以弥补间接喉镜检查之不足。一般用于间接喉镜检查不能查明的局部病变;或因解剖上的原因,如会厌短而后倾呈婴儿型,不易上举;或在小儿间接喉镜检查不合作时;也有因声门下区、梨状窝、环后隙等处病变,间接喉镜不易查清者,常需做直接喉镜检查。通过直接喉镜可采取喉部活体组织进行病理检查,也可切除息肉、小肿瘤,取出异物,切除瘢痕组织,扩张喉腔等。②作为气管内检查及治疗的准备:做小儿支气管镜时,一般先用直接喉镜暴露声门后,再导入支气管镜。对于窒息的新生儿,可通过直接喉镜清除呼吸道积液并给氧。有时也可用于抢救喉阻塞患者及用于辅助麻醉插管。

(2)操作方法:分为操作前准备、麻醉、检查。

检查前的准备:做直接喉镜检查时,易引起恶心、呕吐,故须在空腹时进行,即在检查前4~6小时停进饮食。检查前,应详细询问病史,做好口腔、牙齿、咽部、间接喉镜检查和全身检查,还需将检查过程向受检者详细说明,以解除顾虑,做好思想准备。检查时受检者需全身放松,平静呼吸,并与检查者密切合作。检查室应稍暗,备有适当大小的喉镜、灯光、吸引器、气管切开设备,以及支气管镜和适用于各种手术的喉钳和气管钳等。对成人,术前可根据需要使用巴比妥类镇静剂和阿托品,但对小儿和有呼吸困难的患者,则不宜使用。

麻醉:①一般用1%丁卡因做表面麻醉。先喷少量麻药于口腔,观察数分钟,如无不适或变态反应,即可将麻药喷于口咽、舌根及喉咽部。然后在间接喉镜窥视下,挑起会厌,在发"衣"声时用弯头注射器将药液滴入喉腔及声带表面。

如此反复 2～3 次后,可达到良好的麻醉效果。②对少数颈部短粗的成人或年幼不合作儿童,不能暴露声门时,可使用全麻。③对婴儿,一般在无麻下进行直接喉镜检查。

检查:①受检者仰卧,头颈部置于手术台外,肩部靠近手术台边缘。助手坐于手术台的右侧前端,右足踏在梯形木箱上,左手固定受检者的头顶,并使头部后仰,右手托住受检者枕部,并使头部高于手术台 10～15 cm。检查者立于受检者头前方。对于小儿,应再由一助手按住肩部、固定四肢,以防挣扎乱动。②受检者全身放松,张口平静呼吸;检查者以纱布保护受检者上列牙齿及上唇后,左手持直接喉镜沿舌背正中或右侧导入咽部,看见会厌后,即将喉镜稍向咽后壁方向倾斜;再深入 1 cm 左右,使喉镜尖端置于会厌喉面之下,挑起会厌,用力向上抬起喉镜,即可暴露喉腔。但不可以上切牙为支点将喉镜向上翘起,以免牙齿受压脱落。③检查的范围包括舌根、会厌谷、会厌、杓状会厌襞、杓状软骨、室带、声带、声门下区、气管上段、两侧梨状窝、喉咽后壁和环后隙等处。检查时应注意黏膜色泽、形态、声带运动以及有无新生物等。

(3)注意事项:有严重的全身性疾病而体质十分虚弱的患者,可考虑推迟检查。遇有血压过高或有严重的心脏病,而必须做检查时,应和内科医师共同做好术前的准备工作。对喉阻塞的病例,不论其原因是炎症、水肿、异物还是肿瘤,都应做好气管切开术的准备。有严重颈椎病变者,不宜施行硬管直接喉镜检查。

7.喉显微镜检查

喉显微镜检查法适用于声带精细的检查及手术,如声带小结、声带小息肉、喉室病变等。通常是先插入支撑喉镜或悬吊喉镜,再用喉显微镜通过支撑喉镜或悬吊喉镜对喉部进行观察,并可通过特殊设计的微型手术器械进行喉部手术。故喉显微镜实际上包括两个部分,即暴露视野较大的喉镜和双目手术显微镜。喉镜部分有下列 2 种:支撑式直接喉镜和悬吊式直接喉镜。显微镜部分多采用具有一焦距为 400 mm 前透镜,可放大 6～40 倍的双目手术显微镜,并可安装示教镜、照相、摄制电影设备。一般在气管内插管全麻下进行操作,按直接喉镜检查方法,插入喉镜,连接支撑器或悬吊架,以固定头部,手术显微镜的视轴应与喉镜管长轴在同一条直线上。调节手术显微镜的焦距,通过双目观察喉内病变,以双手操作。

8.电子喉镜窄带成像技术

窄带成像技术是新兴内镜影像技术,光学增强功能和放大功能可清晰显示黏膜表面血管分布,恶性病灶中血管呈棕色斑点状不规则表现,走行紊乱,而正常黏膜下血管呈深绿色,可辨别正常组织和病变组织的界线,明显提高对病变的检出率以及诊断准确率,特别在喉癌的早期诊断中优势明显。电子喉镜下窄带成像技术可以通过界定正常组织和病变组织间的界限,较好地评估喉部病变的性质,有利于喉癌早期的诊断,具有较好的诊断符合率,发展前景广阔。

9.喉功能检查

(1)嗓音主观评价:嗓音主观评价是利用检查者的"耳朵"对被检查者的嗓音质量做出评价。目前普遍应用的标准按日本言语矫正与语音学会提出声音嘶哑的评估标准(GRBAS):G(grade)声音嘶哑总评分;R(roughness)粗糙声;B(breathiness)气息声;A(asthenic)弱音;S(strained)紧张型音质。每个参数又分为正常、轻度、中度、重度四个等级,分别记为 0、1、2、3 分,最后总评记为:Gn Rn Bn An Sn。嗓音质量另一判定方法为患者的满意度,满意度评价可通过直接询问或特殊设计的问卷进行主观分级。另外,声音残疾指数可定量分析声音主观感知,可用于评估专业声音。

(2)声谱分析:用电声学方法分析声音的物理学特性,对各种声信号进行客观分析,为嗓音疾病的诊断及疗效评估提供依据。目前主要嗓音学评估为:基频、振幅、微扰、噪声谱等。①基频:振动系统的最低固有频率,随声带长度、张力及声门下压的增加而增加,随声带质量的增加而减小,女性高于男性。女性为 150~350 Hz(平均 220 Hz),男性为 80~200 Hz(平均 120 Hz)。儿童为 200~500 Hz,平均 300 Hz,歌手范围增宽。②振幅:决定于声门裂隙及声带的紧张程度。反映声带振动的强度,正常为 75~80 dB。③微扰:反映声带振动的稳定性,其值越小声带振动越稳定,正常声带振动,其值在一定的范围内。a.基频微扰:反映声带振动周期间频率的差异,与神经源性因素有关。基频增加,基频微扰减小。b.振幅微扰:连续的振动周期中振幅的变化。声带长度及神经因素均影响微扰值。①噪声谱:噪声为发音成分中离散、非周期的能量,可发生于整个频率范围或一定频带内,男女无区别。言语信号中相对噪声成分。可由谐噪比、信噪比及标准化噪声能量等参数表示。

(3)气流动力学测量:包括肺功能检查、声门下压力、最长发音时间、平均气流率。

肺功能检查:肺功能检查可对受检者呼吸生理功能的基本状况作出质与量的评价,明确肺功能障碍的程度和类型,观察肺功能损害的可逆性,对探讨疾病的发病机制、病理生理,明确诊断,如慢性阻塞性肺病、支气管哮喘,指导治疗、判断疗效和疾病的预后、动态观察病情变化和预测预后、劳动力鉴定以及评估胸腹部大手术的耐受等,都有重要意义。

声门下压力:是指发音过程中,声带下缘下方区域内的压力,是使声带振动起始及维持的重要作用力。其中推动声带开始振动发音并使声带持续振动的最小声门下压力值为发音压力阈值。声门下压力的测量比较复杂,也经历了较长时间的改进,主要是从有创向无创方向发展,大致分为直接法与间接法两大类。①直接法:有经过气管切开测量法、声门插管法、经气管壁穿刺放置导管导出压力至压力计或压力传感器等三种方法。②间接法:有食管气囊法、超微型传感器法、唇音中断法等三种方法。通常应用间接测量方法,当声门开放发闭塞轻辅音[p]/[t]时,测量口内压力,此时口腔内压力与声门下压力平衡。

最长发音时间:是指受试者在深吸气后能持续发出声音的最长时间。这种测试的方法一般是深吸气,然后慢慢呼气,同时持续发"a"长元音[a:],记录一次呼气过程中的声音持续时间,测定时以自然适中的音强为宜,取最大值。

平均气流率:平均气流率是指发声时单位时间内通过声门的气流量。测量气流量/发音时间,正常人平均气流率为 $80\sim170$ mL/s,男女相仿。临界范围 $40\sim200$ mL/s。低流量的速度提示喉部功能亢进、阻塞或原发性肺部疾病,测量值增高则提示声门闭合异常,有气体漏出。

(4)声图分析:声图仪可对声音信号做频率、时程和强度等声学分析。其基本原理是使声音信号经频率分析装置处理后,以电压电流烧灼的方法在电敏记录纸上画出声图。如被分析的声音信号是语言,即称为语图,用于分析各种病理嗓音的特征,研究嗓音(包括艺术嗓音)的音质,亦可用于言语缺陷、言语矫治及言语重建等的客观记录,还可作为法医鉴定的重要手段,其表示方式分为2种。①时间-频率-强度的三维图形:横轴代表时间,纵轴代表频率,图形的明暗代表强度。②在某一时间断面上频率-强度的二维图形。它是一种客观的检查方法,但不能代替用听觉辨别声音音色及其响度,故声图分析应与主观检查法结合应用。

(5)声门图:是通过特殊的设备系统测量声带接触时间及接触面积的变化,虽不能直接对声门面积进行动态测量,但可以间接反映声门面积的大小变化,评价声门闭合程度,作为唯一评估声门关闭相的方法,可显示声门开放及关闭的速度。声门图是研究嗓音生理病理、诊断专业歌唱者喉病的重要手段。

(6)喉肌电图检查:喉肌电图(electromyography,EMG)是通过检测喉部在发音(不同音调)、呼吸、吞咽等不同生理活动时喉肌生物电活动的状况,以判断喉神经、肌肉功能状态,对神经性喉疾病、吞咽障碍、痉挛性发音困难、插管后喉关节损伤以及其他喉神经肌肉病变的诊断及治疗提供科学依据。喉肌电图的目的是区分正常及异常的动作电位,发现及评估肌肉及局部神经病变的严重性。喉肌电图能够确定喉神经肌肉病变的部位,评估自发恢复的预后,指导临床是否进行手术。肌电图研究通常分为两部分。①肌电检测:检查者将一薄的记录电极经皮插入特定的肌肉,研究肌肉在静止状态下及以特殊的动作刺激时所产生的随意动作电位。②神经诱发电位检测:刺激运动神经以观察复合肌肉动作电位。

10.喉影像学检查

(1)喉部 X 线检查:X 线检查常用于喉部肿瘤、异物等诊断,检查方法有透视、平片、体层 X 线摄影、造影等。喉部正位拍片常因颈椎阴影重叠,仅可显示气管有无偏斜及狭窄。侧位片在诊断会厌、构会厌襞和声门下区的恶性肿瘤的范围和大小、喉狭窄的程度上,有一定的帮助。体层 X 线摄影是在平静呼吸或发音时进行喉部逐层显像,清楚显出病变的范围和性质。喉腔内造影术是用 X 线不穿透的药剂,如碘化油或钽粉作为对比剂注入喉内,能将整个咽喉部的轮廓显示。

(2)喉部 CT 及 MRI 检查:喉部 CT 及 MRI 检查对了解喉部肿瘤的位置、大小、范围有一定的价值,同时可以了解喉周围间隙、会厌前间隙及喉软骨的受累情况,对于颈部淋巴结有无转移及淋巴结被膜外受侵的状况有所了解,对于喉癌的分期及预后的评估更有价值。同时 CT 检查对于喉部外伤的程度、软骨骨折移位的程度、呼吸道梗阻的状态也有一定的诊断价值。

第三节　针灸常用技术

一、毫针刺法

毫针为古代“九针”之一,是临床应用最为广泛的一种针具。毫针刺法,包括毫针的持针、进针、行针、得气、补泻、留针、出针等完整的针刺过程。它的每一次具体方法都有严格的操作规程和明确的目的要求,是针灸医师必须掌握的基本方法和操作技能,也是学习其他针刺法的基础。

(一)器械选择

毫针采用金属制作,目前多以不锈钢为制针材料。不锈钢毫针具有较高的强度和韧性,针体挺直光滑,能耐高温,防锈,易消毒,不易被化学物品腐蚀,故被临床广泛应用。也有用其他金属制作的毫针,如金针、银针,其传热、导电性能虽优于不锈钢针,但针体较粗,强度、韧性远不如不锈钢针,且价格昂贵,除特殊需要外,一般临床很少应用。至于铁针等,因其容易锈蚀,弹性、韧性及牢固度较差,仅偶见于磁针法。毫针的结构可分为五个部分(图 1-6)。

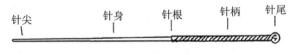

图 1-6　毫针的结构

(1)针尖是针身的尖端锋锐部分,又称针芒,是刺入腧穴皮肤的关键部位。

(2)针身是针尖与针柄间的主体部分,亦称针体,是毫针刺入腧穴内相应深度的主要部分。

(3)针根是针身与针柄连接的部分,是观察针身刺入穴位深度和提插幅度的外部标志。

(4)针柄是从针根至针尾的部分,多用金属丝缠绕呈螺旋状,是医师持针着力的部位,也是温针灸时装置艾绒之处。

(5)针尾是针柄的末端。一般由缠绕针柄的金属丝横向缠绕而成,呈筒状。温针灸法时可固定装置的艾团,并利于观察捻转的角度。

(二)刺法

1.进针法

在针刺时,一般用右手持针操作,称"刺手";左手爪切按压所刺部位或辅助针身,称"押手"。具体方法有以下几种。

(1)单手进针法:用刺手的拇、示指持针,中指指端紧靠穴位,中指指腹抵住针身下段,当拇、示指向下用力按压时,中指随势屈曲将针刺入,直刺至所要求的深度。此法用于短毫针进针(图 1-7)。

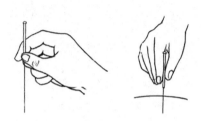

图 1-7　单手进针法

（2）夹持进针法：用消毒后的左手拇、示二指持捏针尖部，夹住针身下端，将针尖固定在腧穴表面，右手捻动针柄，将针刺入腧穴，此法适用于长针的进针（图1-8）。

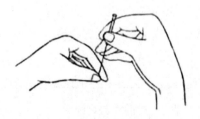

图1-8　夹持进针法

（3）舒张进针法：用左手示、拇指将所刺腧穴部位的皮肤向两侧撑开使皮肤绷紧，右手持针，使针从左手拇、示二指的中间刺入。此法主要用于皮肤松弛部位的进针（图1-9）。

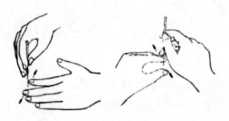

图1-9　舒张进针法

（4）提捏进针法：用左手拇、示二指将针刺部位的皮肤捏起，右手持针，从捏起的上端将针刺入。此法主要用于皮肉较薄的部位的进针，如印堂穴（图1-10）。

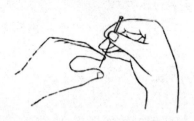

图1-10　提捏进针法

（5）指切进针法：又称爪切进针法，用左手拇指或示指指端切按在腧穴位置旁，右手持针，紧靠左手指甲面将针刺入。此法适用于短针的进针（图1-11）。

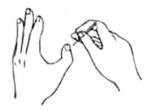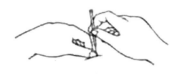

图 1-11　指切进针法

2.针刺的角度和深度

在针刺过程中,掌握正确的针刺角度、方向和深度,是增强针感、提高疗效、防止意外事故发生的重要环节。同一腧穴,由于针刺角度、方向、深度的不同,所产生的针感强弱、方向和疗效常有明显差异。对天突、哑门、风府等穴及眼区,胸背和重要脏器如心、肝、肺等部位的腧穴,尤其要注意掌握好针刺角度和深度。

(1)角度:指进针时的针身与皮肤表面所形成的夹角。它是根据腧穴所在位置和医师针刺时所要达到的目的结合而定。一般有下面几种。①直刺:针身与皮肤表面呈90°角左右垂直刺入。此法适用于大部分腧穴。②斜刺:针身与皮肤表面呈45°角左右倾斜刺入。此法适用于肌肉较浅薄处或内有重要脏器或不宜于直刺、深刺的穴位。③平刺:即横刺、沿皮刺,是针身与皮肤表面呈15°角左右沿皮刺入。此法适用于皮薄肉少的部位,如头部的腧穴。

(2)深度:指针身刺入人体内的深浅程度。一般来说,身体瘦弱者宜浅刺,身强体肥者宜深刺。阳证、新病宜浅刺,阴证、久病宜深刺。头面和胸背及皮薄肉少处宜浅刺,四肢、臀、腹及肌肉丰满处宜深刺。

(三)行针手法

行针手法分为基本手法和辅助手法两类。

1.基本手法

基本手法有以下2种。

(1)提插法:将针刺入腧穴的一定深度后,使针在穴内进行上下进退的操作方法。把针从浅层向下刺入深层为插;由深层向上退到浅层为提(图1-12)。

(2)捻转法:将针刺入腧穴的一定深度后,以右手拇指和中、示二指持住针柄,进行一前一后来回旋转捻动的操作方法(图1-13)。

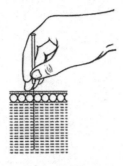

图 1-12　提插法

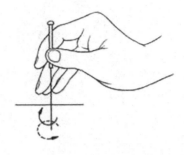

图 1-13　捻转法

2.辅助手法

针刺时用以辅助行针的操作方法,常用的有以下几种。

(1)弹法:针刺后在留针过程中,以手指轻弹针尾或针柄,使针体微微振动,以加强针感,助气运行。本法有催气、行气的作用(图 1-14)。

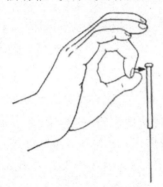

图 1-14　弹法

(2)循法:针刺不得气时,可以用循法催气法。其法是医师用指顺着经脉的循行路径,在腧穴的上下部轻柔地循按。说明此法能推动气血、激发经气,促使针后易于得气(图 1-15)。

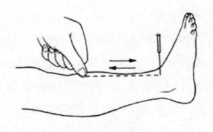

图 1-15　循法

（3）刮法:毫针刺入一定深度后,经气未至,以拇指或示指的指腹,抵住针尾,用拇指、示指或中指指甲,由下而上频频刮动针柄,促使得气。本法在针刺不得气时用之可以激发经气,如已得气者可以加强针刺感应的传导与扩散(图1-16)。

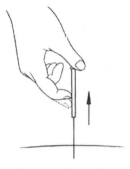

图 1-16　刮法

（4）摇法:针刺入一定深度后,手持针柄,将针轻轻摇动,以行经气。摇法有二,一是直立针身而摇,以加强得气感应;一是卧倒针身而摇,使经气向一定方向传导(图1-17)。

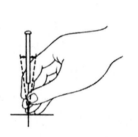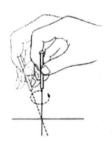

图 1-17　摇法

（5）飞法:针后不得气者,用右手拇、示两指扶持针柄,细细捻搓数次,然后张开两指,一搓一放,反复数次,状如飞鸟展翅,故称飞法。本法的作用在于催气、行气,并使针刺感应增强。

（6）震颤法:针刺入一定深度后,右手持针柄,用小幅度、快频率的提插、捻转手法,使针身轻微震颤。本法可促使针下得气,增强针刺感应(图1-18)。

毫针行针手法以提插、捻转为基本操作方法,并根据临证情况,选用相应的辅助手法。如刮法、弹法,可应用于一些不宜施行大角度捻转的腧穴;飞法,可应用于某些肌肉丰厚部位的腧穴;摇法、震颤法,可用于较为浅表部位的腧穴。通过行针基本手法和辅助手法的施用,主要促使针后气至或加强针刺感应,以疏通经络、调和气血,达到防治疾病的目的。

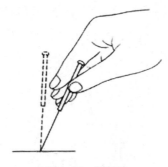

图 1-18　震颤法

(四)行针与得气

行针是指将针刺入腧穴后,为了使之得气而施行的各种针刺手法。得气也称针感,是指将针刺入腧穴后所产生的经气感应。当产生得气时,医师会感到针下有沉紧的感觉,同时患者也会在针下有相应的酸、麻、胀、重感,甚或沿着一定部位,向一定方向扩散传导的感觉。若没有得气,则医师感到针下空虚无物,患者亦无酸、胀、麻、重等感觉。临床上一般是得气迅速时,疗效较好;得气较慢时效果就差;若不得气,则可能无效。

(五)针刺补泻

针刺补泻是盛则泻之,虚则补之,热则疾之,寒则留之,陷下则灸之的理论原则而确立的两种不同的治疗方法,是针刺治病的一个重要环节,也是毫针刺法的核心内容。

补法是泛指能鼓舞人体正气、使低下的功能恢复旺盛的方法。泻法是泛指能疏泄病邪、使亢进的功能恢复正常的方法。针刺补泻就是通过针刺腧穴,采用适当的手法激发经气以补益正气、疏泄病邪而调节人体脏腑经络功能,促使阴阳平衡而恢复健康。

(六)异常情况的处理及预防

1.晕针

(1)原因:患者精神紧张、体质虚弱、饥饿疲劳、大汗大泄大出血后,或体位不当,或医师手法过重而致脑部暂时缺血。

(2)现象:患者突然出现精神疲倦、头晕目眩、面色苍白、恶心欲呕、多汗、心慌、四肢发冷、血压下降、脉象沉细或神志昏迷、仆倒在地、唇甲青紫、二便失禁、脉微细欲绝。

（3）处理：首先将针全部取出，使患者平卧，头部稍低，注意保暖，轻者在饮温开水或糖水后即可恢复正常；重者在上述处理的基础上，可指掐或针刺人中、素髎、内关、足三里，灸百会、气海、关元等穴，必要时应配合其他急救措施。

（4）预防：对于初次接受针刺治疗和精神紧张者，应先做好思想工作，消除顾虑；选择舒适持久的体位（尽可能采取卧位），取穴不宜太多，手法不宜过重；对于过度饥饿、疲劳者，不予针刺。留针过程中，医师应随时注意观察患者的神色，询问患者的感觉，一旦出现晕针先兆，可及早采取处理措施。

2.滞针

（1）原因：患者精神紧张。针刺入后，局部肌肉强烈收缩，或因毫针刺入肌腱，行针时捻转角度过大或连续进行单向捻转而使肌纤维缠绕针身。

（2）现象：进针后，出现提插捻转及出针困难。

（3）处理：嘱患者消除紧张状态，使局部肌肉放松。因单向捻转而致者，需反向捻转如属肌肉一时性紧张，可留针一段时间，再行捻转出针。也可以按揉局部，或在附近部位加刺一针，转移患者注意力，随之将针取出。

（4）预防：对精神紧张者，先做好解释工作，消除紧张顾虑，进针时避开肌腱，行针时捻转角度不宜过大，更不可单向连续捻转。

3.弯针

（1）原因：医师进针手法不熟练、用力过猛或碰到坚硬组织；留针中患者改变体位；针柄受到外物的压迫和碰撞及滞针未得到及时正确的处理。

（2）现象：针身弯曲，针柄改变了进针时刺入的方向和角度，提插、捻转及出针均感困难患者感觉疼痛。

（3）处理：如轻微弯曲，不能再行提插、捻转，应慢慢将针退出；弯曲角度过大时，应顺着弯曲方向将针退出；如因患者改变体位而致，应嘱患者恢复原体位，使局部肌肉放松，再行退针，切忌强行拔针。

（4）预防：医师进针手法要熟练，指力要轻巧，患者体位要舒适，留针时不得随意改变体位，针刺部位和针柄不能受外物碰撞和压迫，如有滞针应及时正确处理。

4.断针

（1）原因：针具质量欠佳，针身或针根有剥蚀损坏；针刺时，针身全部刺入；行针时，强力捻转、提插，肌肉强烈收缩或患者改变体位；滞针和弯针现象未及时正确处理。

（2）现象：针身折断，残端留在患者体内。

（3）处理：嘱患者不要紧张，不要乱动，以防断端向肌肉深层陷入。如断端还在体外，可用手指或镊子取出；如断端与皮肤相平，可挤压针孔两旁，使断端暴露在体外，用镊子取出；如针身完全陷入肌肉，应在 X 线定位下，行外科手术取出。

（4）预防：认真检查针具，对不符合质量要求的应剔除不用。选针时，针身的长度要比准备刺入的深度长 5 分。针刺时，不要将针身全部刺入，应留一部分在体外。进针时，如发生弯针，应立即出针，不可强行刺入。对于滞针和弯针，应及时正确处理，不可强行拔出。

5.血肿

（1）原因：针尖弯曲带钩，使皮肉受损或针刺时误伤血管。

（2）现象：出针后，局部呈青紫色或肿胀疼痛。

（3）处理：微量出血或针孔局部小块青紫，是小血管受损引起，一般不必处理，可自行消退。如局部青紫较重或活动不便者，在先行冷敷止血后再行热敷，或按揉局部，以促使局部瘀血消散。

（4）预防：仔细检查针具，熟悉解剖部位，避开血管针刺。

（七）针刺注意事项

（1）过于饥饿、疲劳、精神高度紧张者，不行针刺。体质较弱者，刺激不宜过强并尽可能采取卧位。

（2）怀孕 3 个月以下者，下腹部禁针。3 个月以上者，上下腹部、腰骨部及一些能引起子宫收缩的腧穴如合谷、三阴交、昆仑、至阴等均不宜针刺。月经期间，如月经周期正常者，最好不予针刺。月经周期不正常者，为了调经可以针刺。

（3）小儿囟门未闭时，头顶部腧穴不宜针刺。此外因小儿不能配合，故不宜留针。

（4）避开血管针刺，防止出血；常有自发性出血或损伤后出血不止的患者不宜针刺。

（5）皮肤有感染、溃疡、瘢痕或肿瘤的部位不宜针刺。

（6）防止刺伤重要脏器。①针刺眼区腧穴时，要掌握一定的角度和深度。不宜大幅度提插、捻转或长时间留针，以防刺伤眼球和出血。②背部第十一胸椎两侧，侧胸（胸中线）第八肋间，前胸（锁骨中线）第六肋间以上的腧穴，禁止直刺、深刺，以免刺伤心、肺。尤其对肺气肿患者，更需谨慎，防止发生气胸。③两肋及肾区的腧穴，禁止直刺、深刺，以免刺伤肝、脾、肾脏。尤以肝脾肿大患者，更应注意。④对于胃溃疡、肠粘连、肠梗阻患者的腹部和尿潴留患者的耻骨联合区，必须注意针刺的角度、深度。如刺法不当，也可能刺伤胃肠道和膀胱，引起不良后果。⑤针刺颈部及背部正中线第一腰椎以上的腧穴,如进针角度、深度不当,易误伤延髓和脊髓,引起严重后果。针刺这些穴位至一定深度如患者出现触电感向四肢或全身放散应立即退针,忌捣针。

二、耳针法

耳针法是指用毫针刺激或其他方法刺激耳郭上的穴位,以达到防治疾病目的的一种方法。其治疗范围较广,操作方便,且对疾病的诊断也有一定的参考意义。

耳与经络之间有着密切的联系,中医古籍将耳分为心、肝、脾、肺、肾5个部分。耳朵不仅与脏腑的生理功能密切相关,也与病理变化不可分割。人体的内脏或躯体发病时,往往在耳郭的相应部位出现压痛敏感、皮肤电特异性改变和变形、变色等反应,参考这些现象来诊断疾病,并通过刺激这些部位可防治疾病。

(一)分类

(1)毫针针刺:是指利用毫针针刺耳穴,治疗疾病的一种方法。

(2)耳穴埋针:是将皮内针埋于耳穴内,以一种微弱而持久的刺激达到治疗效果的方法。

(二)操作方法

(1)器械准备:针盒(短毫针或皮内针)、消毒液、棉球、镊子、探棒。

(2)按疾病的部位,在耳郭的相应部位寻找充血、变色、凹陷处等。

(3)一手持住患者耳轮后上方,暴露疾病在耳郭的相应部位,另一手用探棒轻巧缓慢、用力均匀地按压,寻找耳穴压痛点,压痛最明显处即为耳针治疗点。

(4)核对穴位后,常规消毒。

(5)耳穴毫针针刺法:左手固定常规消毒后的耳郭,右手进针,进针深度以刺入软骨,但不透过对侧皮肤为度。出针后,在局部涂以2.5%碘伏。留针时间一般为10～30分钟。

(6)耳穴埋针法:左手固定常规消毒后的耳郭,右手用镊子夹住皮内针柄,轻轻刺入所选耳穴,再用胶布固定。留针时间为3～5天。

三、穴位埋线

穴位埋线是指将羊肠线埋入穴位内,利用羊肠线对穴位的持续刺激以治疗疾病的方法。本法具有操作简便、作用持久、适应证广等特点。

(一)埋线用品

穴位埋线法的主要用品为消毒用品、洞巾、注射器、镊子、埋线针、持针器、

0号或1号铬制羊肠线、利多卡因、手术剪刀、敷料等。

埋线针是特制的坚韧不锈的金属钩针,长12～15 cm,针尖呈三角形,底部有一缺口。如用切开法,需备尖头手术刀片、手术刀柄、三角缝针等。

(二)特色埋线手法

1.三点一线式蝶腭神经节埋线术

(1)体位:仰卧位或侧卧位或端坐位。

(2)定点:颧弓下缘与下颌骨冠突后缘交界处的体表投影点。拇指按在下颌骨乙状切迹内,指尖处即为进针点。

(3)操作:常规消毒,并戴无菌手套。刺手持针,针刺方向与额状面呈15°,与矢状面呈75°,与水平面呈15°,总的进针方向为前内上。触摸同时,让患者头向对侧适当倾斜,并稍许向后仰,将神经节、进针点、术者视线三点连成一线,即可使进针点抬高至与蝶腭神经节位置等高,只需向前平行刺进,更易命中。缓慢提插,探索进针,当到达蝶腭神经节时,可获得明显的针感:同侧目内眦下至口角有麻木、胀、重感;齿痛或放电样酸胀感;同侧面部产生剧烈电击感;鼻内有喷水样感;鼻腔紧缩感;鼻内吹风样感。上述针感可单独出现,亦可同时出现。

2.手卡指压式星状神经节埋线术

(1)体位:仰卧位。

(2)定点:术者左手拇指在"定位"处接触皮肤,轻轻按压,以患者可耐受为度,当触及颈动脉搏动时,把颈动脉控制在指腹下,将胸锁乳突肌、颈总动脉、颈内静脉推向外侧,使之与气管、食管分开,再继续轻柔地向下按压,可触及明显的抵抗感,此为C_6横突前结节,标记之,此为"进针点"。

(3)操作:①仰卧位,使枕部与背部处于同一高度或将一薄枕置于双肩下,使头尽量后仰,以充分暴露颈部。面向上方,颏部抬向前。口微张开以减小颈前肌张力,且易触及第6颈椎横突。操作者应位于患者的右侧。术区常规消毒,戴无菌手套。②手卡:术者左手四指与拇指分开,四指抵于薄枕或者紧靠于患者颈部,做卡颈状动作,以确保操作时押手的相对稳定。③指压:拇指在"定位"处再次做"定点"时的动作,以确保"进针点"的准确性,然后松开拇指,使拇指轻轻触及皮肤;右手持针,针斜口面对拇指,针尖触及"进针点"皮肤,拇指与针尖同时向下移动,拇指将胸锁乳突肌、颈总动脉、颈内静脉推向外侧,触及颈动脉搏动,确认已经把颈动脉控制在指腹下。④穿刺:继续向下移动,当到达C_6横突前结节时有明显的抵抗感,稍做停顿后,左手拇指固定,右手向下快速突破,针尖所到之处即为C_6横突前结节;退针0.2 cm,右手持针固定不动,左手拇指轻轻抬起,以颈部皮肤随之而起为度,此时标志穿刺获得成功;之后,进行下一步操作(注射、埋线或者松解),出针,按压片刻,创可贴贴敷即可。

3.龙虎五刺埋线技术

操作前根据穴位特点,确定埋线刺激方案。

(1)选针具:背部及胸腹部肌肉丰厚之处选择刺激强度较大的埋线针,而面部腧穴选择直径相对较细、痛感较轻的埋线针。躯干四肢等肌肉丰厚之处,纤维组织粗壮,穴位刺激不敏感,选择较粗针具,可以增加刺激强度,增强穴位效应;面部皮肤软组织薄而柔嫩、血管密集、神经丰富、反应灵敏,则需以减轻痛感为主。因此,面部印堂、迎香、蝶腭神经节刺激等选择相对直径较小的 7 号埋线针,躯干四肢的腧穴选择 8 号埋线针。

(2)选线体:患有变态反应性疾病的患者,其体质属过敏体质,若选择动物来源的线体,如羊肠线可能会造成线体排异或过敏等不良反应,引发不良后果。对于变应性鼻炎患者,一般选择排异反应或变态反应相对较低的植物来源的 PGA线。线体长度选择:线体太短,刺激持续时间则短,线体太长则容易产生硬结反应,因此,植入线体长度以 3~5 cm 为宜。躯干四肢肌肉丰厚之处线体长度在4 cm左右为宜,面部迎香、印堂穴埋入线体需短一些,3 cm 左右为宜,而蝶腭神经节由于位置较深,线体在 3~5 cm 之间较为合适。

(3)选深度:不同的穴位刺激深度不同,需在治疗前做初步判定。背部腧穴斜刺,深度 2~3 cm;颈夹脊向外斜刺,深度 2~3 cm;天突平刺进入胸骨后 3 cm水平,放入线体;膻中平刺进入 3 cm,放入线体;迎香穴平刺进针深度 3 cm,放入线体;而针刺蝶腭神经节则需进针深度在 5 cm 左右,方能到达蝶腭神经节位置。操作时需选择合适的手法及选择刺激强度控制一定的针感。

(4)手法:选择躯干四肢丰厚的地方,选择单手持针、示指加持针身控制深度,挥腕进针,可减轻患者疼痛;面部腧穴则采用舒张进针法,左手舒张穴位皮肤,右手持针刺入,缓慢推进。

(5)针感控制:面部针感强烈,后遗效应明显,患者体感不佳,除了选择较细针头、缩短线体长度外,还需控制进针深度,结合现代解剖学,避开血管、神经丰富部位,若患者痛感明显,表示针尖刺激到血管、神经部位,需稍微退出针尖、调整方向,避免线体埋入血管、神经周围,产生强烈的后遗效应。而在背部肌肉丰厚的地方,患者神经末梢敏感度不佳,除选择较粗针头、延长线体长度外,还需强化龙虎刺法、摇摆针身,增加刺激量,使患者产生稍强烈的刺激感觉。之后,进行下一步操作(注射、埋线或者松解),出针,按压片刻,创可贴贴敷即可。

4.线体对折旋转埋线术

埋线不要针芯,取一段可吸收性外科缝线,放入针的前端,线在孔内孔外的长度基本保持相同,刺入穴位时,线在针尖处被压形成对折,在确保针孔外的线体进入皮肤并获得针感后,旋转针体 360 度后,退出针体。

四、穴位注射

穴位注射又称水针,是将适量中西药物的注射液注入一定穴位,通过针刺与药物对穴位的双重治疗作用,以防治疾病的方法。穴位注射法具有操作简便、用药量小、适应证广、作用迅速等特点。

(一)器械选择

穴位注射法使用消毒或一次性的注射器与针头。可根据使用的药物、剂量大小及针刺的深浅,选用不同规格的注射器和针头。一般可使用 1 mL、2 mL、5 mL注射器,若肌肉肥厚部位可使用 10 mL、20 mL 注射器。针头可选用 5~7 号普通注射针头、牙科用 5 号长针头以及肌肉封闭用的长针头等。

(二)常用药物

凡可用于肌内注射的药液均可供穴位注射用,常用的穴位注射药液有以下 3 类。

1.中草药制剂

如丹参注射液、川芎嗪注射液、银黄注射液、柴胡注射液、威灵仙注射液、徐长卿注射液、清开灵注射液等。

2.维生素类制剂

如维生素 B_1 注射液、维生素 B_6 注射液、维生素 B_{12} 注射液、维生素 C 注射液。

3.其他常用药物制剂

5%~10%葡萄糖、生理盐水、三磷酸腺苷、神经生长因子、胎盘组织液、硫酸阿托品、山莨菪碱、青霉素、泼尼松龙、利多卡因、氯丙嗪等。

(三)操作方法

1.操作程序

选择适宜的消毒注射器和针头,抽取适量的药液,在穴位局部消毒后,右手持注射器对准穴位或阳性反应点,快速刺入皮下,然后将针缓慢推进,达一定深度后,进行和缓的提插,当获得得气感应时,回抽无血后,再将药液注入。凡急性病、体强者可用快推药液的较强刺激,慢性病、体弱者可用缓推药液的较弱刺激,一般疾病用中等速度推药液。如推注药液较多,可采用由深至浅,边推药液边退针,或分几个方向注射药液。

2.注射剂量

穴位注射用药的剂量取决于注射部位和药物性质及浓度。一般耳穴每穴注射 0.1 mL,面部每穴注射 0.3～0.5 mL,四肢部每穴注射 1～2 mL,胸背部每穴注射 0.5～1 mL,腰臀部每穴注射 2～5 mL 或 5％～10％葡萄糖每次注射 10～20 mL;而刺激性较大的药物(如乙醇)和特异性药物(如抗生素、激素、阿托品等)一般用量较小,每次用量为常规量的 1/10～1/3。中药注射液的穴位注射常规剂量为 1～4 mL。

3.选穴与疗程

选穴原则同毫针刺法。选穴宜少而精,以 1～3 个腧穴为宜。为获得更佳疗效,尽量选取阳性反应点进行注射。每天或隔天注射 1 次,治疗后反应强烈者可间隔 2～3 天注射 1 次,所选腧穴可交替使用。6～10 次为 1 个疗程,疗程间休息 3～5 天。

五、火针疗法

火针疗法是在中医理论指导下,用特制的针具,烧红后针刺人体经络穴位,以达到治疗和预防疾病的一种独特的疗法,是新九针针法的重要组成部分。火针疗法,源远流长,始创于春秋战国时代,秦汉以来一直为医家沿用,《灵枢》中称为"燔针""焠刺",《伤寒论》称"烧针",《针灸资生经》称"白针"。明清以来,在《针灸聚英》《针灸大成》《针灸集成》中俱称之为"火针",其名沿用后世。《灵枢·九针论》记载"九曰大针,取法于锋针,其锋微员,长四寸,主取大气不出关节者也"。"大""火"二字在传抄过程中笔误的可能性极大,故其中所述"大针"可能就是火针。在经过临床摸索和不断总结,有学者研发了细火针、中火针、粗火针、平头火针及三头火针等火针器具。火针兼具针、灸两方面的功效,可温阳补气、回阳固脱,温经通络,祛湿散寒,消瘀散结,拔毒泄热,补中益气,升阳举陷,预防疾病,保健强身。广泛地应用于临床各科,不仅提高了疗效,而且扩大了单用毫针或艾灸的适用范围,值得推广应用。

(一)器械选择

1.火针

火针由钨钢制成,临床根据治疗不同病种的需要选取细、中、粗、平头及三头火针。

2.酒精灯

诊室常规酒精灯。

(二)施术方法

1.针具选择

一般疾病均以尖头细火针为主。各类关节积液、囊肿、小面积黏膜溃疡、乳痈、疖肿的排脓、脂肪瘤、小面积色素痣、血管瘤等选用尖头中、粗火针;中等大小的痣、高出皮肤 2 mm 以内的疣类、雀斑、老年斑、黏膜溃疡、痄腮、梅尼埃病、面肌痉挛等多选用三头火针;平头火针则适用于面积略大的雀斑、老年斑、翼状胬肉、久而不愈的小溃疡面等。

2.持针式

由拇、示、中指,如握笔状持拿针柄。

3.烧针法

(1)普通烧针法:适用于粗、中、细火针和平头火针,右手持针,左手拿酒精灯,将火针针身中部 1/3 平放入酒精灯火焰中,待针身红亮右手向上提起针柄,同时向下放入针尖使针身前 2/3 成 45°角倾斜在火焰中,待针尖针身烧至白亮施治。

(2)三头火针烧针法:右手持针,左手拿酒精灯,将三头火针针尖成 45°角倾斜放入酒精灯火焰中,待针尖烧至通红或微红。

4.刺法

(1)深速刺:将针烧至白亮,速进疾出。对不同的穴位可刺之深度 0.5～2 寸。

(2)深留刺:针法同深速刺,但不可立即出针,达到深度后留针不动,一般留针 5～6 分钟,待针温散净后疾出退针。

(3)浅点刺:将针烧至通红,速入疾出,轻浅点刺。

(4)慢烙熨(刺):将针烧至微红,在施术部位表皮轻而稍慢的烙熨。

(5)速烙刺:烧针至通红,于病灶处速烙刺或速烙割。

六、梅花针疗法

梅花针疗法是以新九针梅花针叩刺人体一定部位或穴位来治疗疾病的一种疗法,属于新九针针法的一个组成部分。《黄帝内经》时期并无梅花针之称,梅花针是后人根据《黄帝内经》中的"毛刺法""半刺法""扬刺法"等针刺理论而创制的。古人用五根针来针刺治病,其布针形状及针刺后皮肤泛起的红晕都酷似梅花,故而得名"梅花针"。梅花针的雏形并无针柄,只是将数枚毫针用右手拇、示、中三指捏持,对齐针尖,向患部表皮浅刺。也有学者将7枚毫针捆成一束,称为七星针,名称虽异,作用相同,通常都称为"梅花针"。至近世,有学者将梅花针装在一根小棍或竹筷上,成为有柄的梅花针。十二皮部是十二经脉功能活动反映于体表的部位,也是络脉之气散布之所在。运用新九针梅花针叩刺皮部可激发、调节经络脏腑功能,达到防治疾病的目的。

(一)器械选择

新九针梅花针由针体、针座和针柄三部分组成。针体由7枚不锈钢针组成,嵌于针座内。针体又分为针身与针头两部分,其中针头为尖而不锐的钝尖,避免了叩刺皮肤时的刺痛感。针座由尼龙或金属制作,用于固定镶嵌针体。针座由螺旋丝口与针柄连接,便于更换。针柄由尼龙制作,具有良好弹性,由两节组成,每节13厘米;两节接头处由螺旋丝口衔接,便于拆装;用后可分开,便于携带。新九针梅花针较一般传统梅花针优点有:针柄弹性好,不易折断;针尖圆钝,叩刺时痛感轻;外表美观;携带方便等。

(二)施术方法

1.持针法

手握针柄后部,示指压在针柄上,其余四指以适当的力量握住针柄,针柄尾端固定在大陵穴前一横指处。

2.叩刺法

基本手法为"弹刺手法"。方法是:叩刺时,针尖垂直对准叩刺部位,均匀而有节奏地运用腕部力量,"一虚一实"地灵活弹刺,反复进行。

3.叩刺部位

新九针梅花针叩刺部位一般分为循经、穴位、局部叩刺3种。

(1)循经叩刺:是指循着经脉进行叩刺的一种方法,常用于项背腰骶部的督脉和足太阳膀胱经,其次是四肢肘膝以下部位。

(2)穴位叩刺:是指在穴位上进行叩刺的一种方法。临床上常于各种特定穴、华佗夹脊穴、阿是穴等处进行叩刺。

(3)局部叩刺:是指在患部进行叩刺的一种方法。如扭伤后局部的瘀肿疼痛、顽癣等,可在局部进行围刺或散刺。

4.叩刺强度

叩刺强度是根据刺激的部位、患者的体质和病情的不同而决定的,一般分轻、中、重3种。

(1)轻刺激:叩刺时腕力轻,针体高抬,节奏轻快,以局部皮肤略有潮红为度。适用于老弱妇儿、虚证患者和头面、五官等肌肉浅薄处。

(2)中等刺激:叩刺力量介于轻、重刺激之间,以局部皮肤潮红无出血为度。适用于一般疾病和多数患者,除头面等肌肉浅薄处外,大部分部位都可用此法。

(3)重刺激:针体高抬,叩刺力量以重度手法为主,以局部皮肤可见隐隐出血为度,患者有疼痛感觉。适用于体强、实证患者及肩、背、腰、骶部等肌肉丰厚处等。

5.治疗时间

每天或隔天1次,10次为1个疗程,疗程间可间隔3～5天。

七、灸法

(一)灸法的材料

1.艾

施灸的材料很多,但以艾叶制成的艾绒最为常用。因其气味芳香,辛温味苦,容易燃烧,火力温和,故为施灸佳料。新制的艾绒含挥发油较多,灸时火力过强,故以陈久的绒为佳。

(1)艾炷:将纯净的艾绒放在平板之上,用拇、示、中三指边捏边旋转,把艾绒捏紧成规格大小不同的圆锥状物称为艾炷。有大、中、小之分,小者如麦粒大,中等如半截枣核大,大者如半截橄榄大。

(2)艾条:艾条又称艾卷,是用艾绒卷成的圆柱形长条。根据内含药物之有无,又分为纯艾条和药艾条两种。一般长 20 cm,直径 1.5 cm。具有使用简便,不起泡,不发疮,无痛苦,患者可以自灸等特点,临床应用十分广泛。

2.其他灸材

(1)火热类灸材:主要有灯心草、黄蜡、桑枝、硫黄、桃枝、药锭、药捻等。

(2)非火热类(药物贴敷法):主要有毛茛、斑蝥、旱莲草、白芥子、甘遂、天南星、细辛等。

(二)灸法的种类及其运用

灸法种类很多,常用灸法如下。

1.艾炷灸

将艾炷放在穴位上施灸称艾炷灸,艾炷灸可分为直接灸和间接灸两类。

(1)直接灸:直接灸又称明灸、着肤灸,即将艾炷直接置放在皮肤上施灸的一种方法。根据灸后对皮肤刺激的程度不同,又分为无瘢痕灸和瘢痕灸两种。

无瘢痕灸：又称非化脓灸，施灸以温熨为度，灸后皮肤不致起泡，不留瘢痕，故名。临床上选用大小适宜的艾炷，施灸前先在施术部位涂以少量的凡士林，以增加黏附性。然后将艾炷放上，从上端点燃，当燃剩 2/5 左右，患者感到烫时，用镊子将艾炷挟去，换炷再灸，一般灸 3～6 壮，以局部皮肤充血、红晕为度。此法适用于慢性虚寒性疾病，如哮喘、慢性腹泻、风寒湿痹、风湿顽痹等。

瘢痕灸：又称化脓灸，因施灸后局部组织烫伤化脓，结痂后留有瘢痕，故名。临床上选用大小适宜的艾炷，施灸前先在施术部位上涂以少量大蒜汁，以增加黏附性和刺激作用，然后放置艾炷，从上端点燃，烧近皮肤时患者有灼痛感，可用手在穴位四周拍打以减轻疼痛。应用此法一般每壮艾炷需燃尽后，除去灰烬，方可换炷，按前法再灸，可灸 3～9 壮。灸毕，在施灸穴位上贴敷消炎药膏，大约一星期可化脓（脓液色白清稀）形成灸疮。灸疮 5～6 周愈合，留有瘢痕。在灸疮化脓期间，需注意局部清洁，每天换膏药 1 次，以避免继发感染（脓液黄稠）。灸疮的发和不发与疗效有密切关系，应叮嘱患者多吃羊肉、豆腐等营养丰富的食物以促进灸疮的透发。灸疮是局部组织经烫伤后引起的化脓现象，对穴位局部能产生一个持续的刺激，有保健治病作用。临床常用于治疗哮喘、慢性胃肠病、风湿顽痹、瘰疬等。由于这种方法灸后遗有瘢痕，故灸前必须征求患者的同意及合作。对身体过于虚弱，或有糖尿病、皮肤病的患者不宜使用此法。

（2）间接灸：又称隔物灸、间隔灸，即在艾炷与皮肤之间垫上某种物品而施灸的一种方法。

古代的隔物灸法种类很多，广泛用于临床各种病症。所隔的物品主要为动物、植物和矿物类中药。药物因病症而异，既有单方又有复方，现将临床常用的几种介绍如下。

隔姜灸：将鲜生姜切成直径为 2～3 cm，厚 0.2～0.3 cm 薄片，中间以针穿刺数孔，上置艾炷放在应灸的部位，然后点燃施灸，当艾炷燃尽后，可易炷再灸。一般灸 3～6 壮，以皮肤红晕而不起泡为度。在施灸过程中，若患者感觉灼热不可忍受时，可将姜片向上提起，或缓慢移动姜片。此法应用很广，多用于因寒而致的呕吐、腹痛、泄泻和风寒湿痹证、外感表证等。

隔蒜灸：用鲜大蒜头切成 0.2～0.3 cm 的薄片，中间以针穿刺数孔，上置艾炷放在应灸的腧穴部位或患处，然后点燃施灸，待艾炷燃尽，易炷再灸，一般灸 3～6 壮。因大蒜液对皮肤有刺激性，灸后容易起泡，若不使起泡，可将蒜片向上提起，或缓慢移动蒜片。此法多用于治疗瘰疬、肺结核、腹中积块及未溃疮疡等。此外，尚有一种铺灸法，自大椎穴起至腰俞穴之间的脊柱上，铺敷蒜泥一层，宽约

2 cm,厚约 0.5 cm,周围用棉皮纸封护,然后用艾炷在大椎及腰俞点火施灸。因所铺蒜泥形似长蛇,故又名长蛇灸。民间用于治疗虚劳、顽痹等证。

隔盐灸:因本法只用于脐部,又称神阙灸。用纯净干燥的精制食盐填敷于脐部,使其与脐平,上置艾炷施灸,如患者稍感灼痛,即更换艾炷。也可于盐上放置姜片后再施灸,一般灸 3～9 壮。此法有回阳、救逆、固脱之功,但需连续施灸,不拘壮数,以待脉起、肢温、证候改善。临床上常用于治疗急性寒性腹痛、吐泻、痢疾、小便不利、中风脱证等。

隔药饼灸:以隔附子片或隔附子饼灸最为常用。药饼的制法是将附子研成细末,以黄酒调和,制成直径约 3 cm、厚约 0.8 cm 的附子饼,中间以针穿刺数孔,上置艾炷,放在应灸腧穴或患处,点燃施灸。一般灸 3～9 壮。由于附子辛温大热,有温肾补阳的作用,故多用于治疗命门火衰而致的阳痿、早泄、遗精、宫寒不孕和疮疡久溃不敛的病症。

2.艾条灸

艾条灸又称艾卷灸。即用细草纸或桑皮纸包裹艾绒,卷成圆筒形的艾卷(也称艾条),将其一端点燃,对准穴位或患处施灸的一种方法。按操作方法艾卷灸可分为悬灸和实按灸两种,介绍如下。

(1)悬灸:按其操作方法又可分为温和灸、雀啄灸、回旋灸等。①温和灸:将艾卷的一端点燃,对准应灸的腧穴或患处,距离皮肤 2～3 cm 处进行熏烤,使患者局部有温热感而无灼痛为宜。一般每穴灸 10～15 分钟,至皮肤红晕为度。如果是局部知觉减退或小儿患者,医者可将示、中二指置于施灸部位两侧,通过医者的手指测知患者局部受热程度,以便随时调节施灸时间和距离,防止烫伤。②雀啄灸:施灸时,艾卷点燃的一端与施灸部位的皮肤并不固定在一定的距离,而是像鸟啄食一样,一上一下施灸,以给施灸局部一个变量的刺激,一般每穴灸 5～10 分钟,至皮肤红晕为度。③回旋灸:施灸时,艾卷点燃的一端与施灸部位的皮肤虽保持一定的距离,但不固定,而是反复旋转地施灸或向左右方向移动。

以上方法一般病症均可采用,但温和灸、回旋灸多用于治疗慢性病,雀啄灸多用于治疗急性病。

(2)实按灸:施灸时,先在施灸腧穴部位或患处垫上数层布或纸,然后将药物艾卷的一端点燃,趁热按在施术部位上,使热力透达深部,若艾火熄灭,再点再按。或以布6～7层包裹艾火熨于穴位或患处,若火熄灭,再点再熨。最常用的为太乙针灸和雷火针灸,适用于风寒湿痹、痿证和虚寒证。①太乙神针的药物处方:艾绒三两,硫黄二钱,麝香、乳香、没药、松香、桂枝、杜仲、枳壳、皂角、细辛、川芎、独活、穿山甲、雄黄、白芷、全蝎各一钱。上药研成细末,和匀。以桑皮纸1张,宽约一尺见方,摊平,先取艾绒八钱,均匀铺在纸上,次取药末二钱,均匀掺在艾绒里,然后卷紧如爆竹状,再用木板搓捻卷紧,外用鸡蛋清涂抹,再糊上桑皮纸一层,两头留空一寸许,捻紧即成。②雷火神针的药物处方:艾绒二两,沉香、木香、乳香、茵陈、羌活、干姜、穿山甲各三钱,研为细末,加入麝香少许。其制法与太乙神针相同。

3.温针灸

这是针刺与艾灸相结合的一种方法,适用于既需要留针又需施灸的疾病。在针刺得气后,将针留在适当的深度,在针柄上穿置一段长约 2cm 的艾卷施灸,或在针尾上搓捏少许艾绒点燃施灸,直待燃尽,除去灰烬,每穴每次可施灸 1～3 壮,施灸完毕再将针取出。此法是一种简而易行的针灸并用的方法,其艾绒燃烧的热力可通过针身传入体内,使其发挥针和灸的作用,达到治疗目的。应用此法更应注意防止艾火脱落烧伤皮肤和衣物。

4.其他灸法

非艾灸法是指以艾绒以外的物品作为施灸材料的灸治方法,常用的有以下几种。

(1)灯火灸:又称灯草灸、灯草焠、打灯火、油捻灸,是民间沿用已久的简便灸法。取 10～15 cm 长的灯心草或纸绳,蘸麻油或其他植物油,浸渍长 3～4 cm,燃火前用软棉纸吸去灯草上的浮油,以防止点火后油滴下烫伤皮肤,医者以拇、示二指捏住灯心草上 1/3 处,即可点火,火焰不要过大,将点火一端向穴位移动,垂直接触穴位,动作快速,一触即离,灯心草随即发出清脆的"啪"响,火亦随之熄灭。如无爆焠之声可重复 1 次。灸后皮肤略有发黄,偶尔也会起小泡。此法主要用于治疗小儿痄腮、喉蛾、吐泻、麻疹、惊风等病症。

(2)天灸:又称药物灸、发泡灸。它是将一些具有刺激性的药物涂敷于穴位或患处,促使局部皮肤起泡的方法。所用药物多是单味中药,也有用复方,其常用的有白芥子灸、细辛灸、天南星灸、蒜泥灸等数十种。①白芥子灸:取白芥子适量,研成细末,用水调和成糊状,敷贴于腧穴或患处。敷贴 1～3 小时,以局部皮肤灼热疼痛为度。一般可用于治疗咳喘、关节痹痛、口眼㖞斜等病症。②细辛灸:取细辛适量,研为细末,加醋少许调和成糊状,敷于穴位上。敷贴 1～3 小时,以局部皮肤灼热疼痛为度。如敷涌泉或神阙穴治小儿口腔炎等。③天南星灸:取天南星适量,研为细末,用生姜汁调和成糊状,敷于穴位上。敷贴 1～3 小时,以局部皮肤灼热疼痛为度。如敷颊车、颧髎穴治疗面神经麻痹等。④蒜泥灸:将大蒜捣烂如泥,取 3～5 g 贴敷于穴位上。敷贴 1～3 小时,以局部皮肤灼热疼痛为度。如敷涌泉穴治疗咯血、衄血,敷合谷穴治疗扁桃体炎,敷鱼际穴治疗喉痹等。

第四节　针灸研究进展

一、经络研究进展

(一)基于"面口合谷收"的循经取穴科学机制

"面口合谷收"所蕴涵的循经远道取穴原则是经络学说的精髓。该项研究以此为出发点,利用经颅磁刺激、功能性磁共振、在体多通道记录等当前神经科学的前沿技术,灵长类动物和临床研究相结合,研究发现:①合谷穴区和面口部的感觉传入在大脑皮层发生会聚可能是"面口合谷收"重要的生理学基础。②病理状况下,合谷穴区或面口部的感觉传入或运动传出发生障碍时,大脑皮层合谷穴脑区和面区发生功能重组,可能是"面口合谷收"的生物学机制。③无论是生理还是病理状况(面瘫或面肌痉挛),针刺合谷穴,运动皮层手区兴奋性增加,同时运动皮层面区兴奋性下降;针刺面部穴位,运动皮层面区兴奋性增加,同时运动皮层手区兴奋性下降。因此,面瘫宜选用面部穴位治疗,面肌痉挛宜选用手部的合谷穴治疗。本研究从脑可塑性的角度揭示了"面口合谷收"的科学内涵,对针灸临床治疗面瘫和面肌痉挛具有重要的指导意义。

(二)经脉-脏腑相关的生物学特征及其机制

采用手持式感觉测痛仪检测心肺二经的体表敏化现象,结果:稳定型心绞痛患者出现体表压痛,压痛区均位于左侧胸前部、背部、肩部、上肢部,可放射至肩部与左上肢;压痛区多呈圆形、椭圆形、不规则形,而在肢体则多呈条带状或梭状,基本沿上肢内侧后缘出现;肺系疾病患者体表压痛区位于颈肩部、上胸部、上背部和上肢,主要在 $C_5 \sim T_7$ 皮节。压痛区直径大小不一,胸部、背部普遍较大,多成椭圆形或宽条带型,且与躯体横轴平行分布;上肢面积较小,多成窄条带型分布,基本沿上肢内侧前缘出现。提示:疾病状态下,心肺二经的体表敏化现象在体表-内脏联系方面存在相对特异性。

采用激光多普勒血流仪、红外热成像仪、近红外光谱仪对心肺二经的微循环、热传输、代谢特性进行检测,结果:与健康对照组对比,慢性阻塞性肺疾病患者的肺经穴位(太渊、尺泽)血流灌注量、温度显著升高,而心经穴位(神门、少海)无明显变化;稳定型心绞痛患者的心经穴位(神门、少海)血流灌注量、温度显著升高,而肺经穴位(太渊、尺泽)无明显变化;与健康对照组对比,慢性阻塞性肺疾病患者组的心肺二经穴位血氧饱和度总体均下降,其中肺经穴位及心经少海的血氧饱和度与健康对照组对比显著下降,而心经神门的血氧饱和度无明显变化;稳定型心绞痛患者组的心经少海的血氧饱和度显著下降,而心经神门和肺经穴位的血氧饱和度无明显变化。以上结果提示:疾病状态下,心、肺二经循经经脉现象的微循环特性、热传输特性、代谢特性在体表-内脏联系方面存在相对特异性。

(三)经脉循行理化特性研究

1.经络与非经络循行线上的光传输特性存在差异

有研究者通过测量生物组织表面漫射光分布进而可以了解组织的生理状态,对人体经络与非经络的光传输特性进行了测量分析。实验结果表明:经络与非经络循行线上的光传输特性存在差异,在手厥阴心包经方向上光的传输比起非经络方向上衰减得慢。

2.经络现象与微循环存在着微妙的关系

有研究者对经络与血流微循环的关系进行归纳与总结,结果发现经络现象与微循环存在着微妙的关系,并且以经络理论为指导的针灸疗法、艾灸疗法及其他疗法对一些以微循环改变为突出病理表现的疾病有较好疗效,但是微循环血流量的研究只能反映经络的部分功能,经络整体特性的研究还需要进一步与现代科学技术相结合。

3.经络上穴位点心电信号的能量熵明显大于非穴位点的熵值

有研究者采用小波包对经络心电信号进行三层分解,并根据重构后的心电信号提取经络穴位的熵特征,同时采用了 K-means 和模糊 C 均值聚类方法实现了穴位点和非穴位点的有效分类,研究结果表明:经络上穴位点心电信号的能量熵明显大于非穴位点的熵值。

不少临床工作者重视经络腧穴诊察,提出:经络腧穴诊察——提高针灸临床诊治水平的重要手段。有研究者治疗原发性痛经时重视经络诊察,应用循、按、切等方法发现痛经形之于外,即经络上的反映点,包括腧穴、阿是穴。发作期重点循按足太阴脾经,以三阴交、地机、阴陵泉为主,休止期重点循按足太阳膀胱经及足阳明胃经,以肝俞、脾俞、胃俞、肾俞及足三里为主。虚实之证不同,医师指下和患者体感不同,结合经络诊察的结果通过不同的针刺手法以达到治疗目的。有研究应用经络诊察法确定异常经络对中风患者进行治疗,结果表明:中风患者的经络以手足太阴、手足阳明、足厥阴、手足少阳的经脉异常为主,经络诊察法在改善中风后生活质量方面有优势。有临床研究观察到:与非病变相关经络的穴位太渊和孔最相比,采用病变相关的心包经和心经穴位内关、通里治疗慢性稳定型心绞痛取得更好的疗效,治疗 16 周时心绞痛发作频率显著减少。

二、腧穴研究进展

(一)腧穴定位研究

腧穴定位是针灸临床、教学、科研工作的基石。针灸学科发展至今,腧穴定位研究已不是当前研究的重点,但腧穴定位存在着标准化程度不足的问题。相应的,近年来腧穴定位研究主要围绕着腧穴定位的标准化进行。

1.腧穴定位的标准化研究

有学者对 2006 年中华人民共和国国家标准《腧穴名称与定位》发布以来使用情况进行回顾,发现该标准对于促进针灸教育的规范化、促进临床规范应用及国内外针灸学术交流起到了非常重要的作用。提出了经外奇穴的标准化工作的目标、路径和标志性成果。对已使用了 20 多年的实验大鼠腧穴图谱进行了新的绘制,并新增加了 7 个腧穴的标注,明确提出了研制常用实验动物穴位定位国家标准的必要性和可行性,并对实验动物穴位的标准化定位方法进行了研究,总结出常见的四种方法。

2.腧穴定位的其他研究

除了腧穴定位的标准化研究,还有学者从文献记载、解剖位置、取穴方法等不同角度,对人体部分穴位(箕门、悬钟、八髎、风市等)的定位进行了探讨,提出这些穴位定位的完善建议。此外还有学者从解剖位置的角度对大鼠、家兔的部分穴位定位进行了研究,还从针刺效应方面进行验证,实现了科学定位动物腧穴的尝试。

(二)腧穴形态结构研究

腧穴形态结构研究的主要内容是穴区局部组织的形态结构的研究,腧穴的三维立体结构研究没有取得新的突破。得益于研究技术手段的更新,腧穴形态结构研究体现出微观化、功能化的特点,但迄今为止,并未发现与腧穴相关的特异性组织结构。随着穴位敏化理论的发展,只是对腧穴局部已知的形态结构有了更深入的了解,例如发现肥大细胞及其释放的活性物质参与了穴位敏化的发生,提示肥大细胞可能参与了敏化穴位局部压痛、凹陷、皮疹的形成。在教学中使用三维立体人体经络腧穴模型已经较为普遍,但受制于基础研究的不足,能够全面反映穴区三维立体形态结构的应用未见于世。

(三)腧穴生物物理特性研究

腧穴的生物物理学特性是指腧穴在电、热、光、声等不同物理性质方面表现出的特有性质,它们的客观存在虽是学界的共识,近些年也有一些研究,但是存在着研究模式未形成范式、研究结果不能统一等问题。

(四)腧穴病理反应研究

1.穴位敏化机制

尽管穴位敏化物质基础的研究已经是目前腧穴基础研究的热点,但对于穴位敏化的机制,以及敏化穴位的治疗效应,目前还没有公认、完整的认识。学者提出了"神经性牵涉性感觉异变动因"等假说,在从外周到中枢的各个层面进行了一定的探索。发现在敏化的穴区,与未敏化的对照位点相比,敏化穴区 5-羟色胺、组胺、P 物质、降钙素基因相关肽和 TRPV-1 的表达增加;在病理动物模型中观察到敏化点中肥大细胞的聚集和脱粒,并与疾病的严重程度呈正相关;发现兴奋的外周辣椒素敏感传入分子在穴位敏化中起着至关重要的作用,这可能会加剧疼痛和烧灼感的感知;在骨关节炎的敏化穴位上通过激光散斑成像观察到局部血液灌注增加,表明局部炎症的潜在存在;在中枢脊髓背角的 $L_1 \sim L_3$ 的会聚神经元、延髓的背柱核、背侧网状亚核、丘脑腹后外侧核都可以观察到穴位敏化效应,在同等强度的针灸时可引发这些脑区神经元更大的激活反应。

2.腧穴配伍研究

腧穴配伍研究是针灸基础研究的热点之一。有研究者,围绕"腧穴配伍规律谱-影响因素-评价方法"这一主线,进行了腧穴配伍规律的系列研究。从咽喉肿痛、鼻渊、鼻出血、痛风、恶心呕吐、便秘、带状疱疹、乳腺增生、腰肌劳损、抑郁等十几个临床常见疾病入手,使用数据挖掘的技术研究出它们的腧穴配伍规律,在此基础上开发了针灸"选穴及腧穴配伍规律谱"智能系统,构建了一个基于选穴图谱的腧穴配伍决策与评级系统。在理论上提出"同功穴"的概念,并对上述常见疾病的同功穴规律谱进行研究。同功穴就是针对某一病症具有相同或相近主治作用的一类腧穴。然后以原发性失眠作为经络病的代表,以糖尿病胃轻瘫作为脏腑病的代表,分别从临床和基础研究,有研究者发现了治疗原发性失眠穴位中,"百会＋神门＋三阴交"的配伍能够增强单用百会穴的效果;而治疗糖尿病胃轻瘫穴位中,"中脘＋足三里"减弱了单用足三里的效果。有研究者同时指出:协同增效原理、协同增效机制体现在两个方面,即增加效值和扩大效域。此外,分别从临床和基础研究,还发现了对于原发性失眠的治疗,循经取穴的效果更佳;而对于糖尿病胃轻瘫,局部选穴更佳。基于项目开展的文献、临床和实验研究的结果,腧穴配伍研究凝练出"主症选主穴,辨证选配穴,随症加减穴,善用效验穴"的选穴要诀,提出了"腧穴配伍,局远为主;增效协同,运用同功"的腧穴配伍规律。

三、针灸技术的研究进展

(一)新九针优势技术组合治疗神经性耳鸣技术

新九针优势技术组合治疗本病,常选取梅花针、锋钩针、毫针、穴位注射,随证配伍,优势互补,协同治疗。研究进展如下。

1.重视皮部理论的应用

临床研究表明,梅花针叩刺法即是皮部理论的实际应用,通过经脉、络脉的协同作用起到激活经气、调气活血、通经活络的功效。

2.从"颈"治"头",纠正生物力学平衡

锋钩针能够松解局部粘连的软组织,改善其高张力和生物力学失衡状态,解除对神经及血管的刺激与压迫,使耳部血供和局部微循环障碍得到改善。同时可配合穴位注射甲钴胺,营养内耳神经,以修复和保护神经功能。

3.远近取穴、重调气机

耳门、听宫、听会均为治疗耳鸣耳聋的有效穴,近端取穴,可疏通局部经络气血,使耳窍得以濡养,配合针刺远端穴位协调气机升降、平衡阴阳;并且针刺能够增加耳部血液供应,刺激耳部神经,改善其传导功能,使听力水平得到恢复。

目前新九针针具已形成固定的标准和规范化的操作,但是针具组合如何选择最佳的刺激位点,起治疗作用效应的量效及安全性如何把握,以及每种针具如何规范化使用依然是问题。此外,针灸优势技术组合治疗方案在继承与发展中也有一些不足之处,未来仍需传承创新。如能够搭建高层次、高水平的学术交流平台,可更广泛地普及和推广其理论知识和技术方法,未来应继续运用新九针优势技术组合治疗方案攻克临床中的疑难病症,充分发挥其优势。

(二)新九针火鍉针治疗慢性咽炎技术

临床实践证明,采用火鍉针烙刺治疗慢性咽炎疗效好,疗程短,不良反应小,不易复发。火镊针疗法是将特制的针烧后烙刺,功善温通,通而去壅,且具有止血作用。运用该法治疗慢性咽炎,其高热使组织中蛋白质凝固形成白色膜,增生的淋巴滤泡在高温下热凝坏死,最终脱落以达到治疗的目的,疗效显著,且无痛苦无不良反应。

第五节 针灸发展趋势

一、针灸国内发展趋势

在我国,针灸已经有了 2 000 多年的历史,针灸同中医药学,迎来了一个天时地利人和的大好发展时机,总体呈现四大趋势。

第一,"健康中国"战略的实施为针灸提供了一个非常好的发展机遇。"健康中国"战略的核心内容是:对全人群全过程(也即全周期)健康的一种关乎,要从原来以治疗疾病为目的,转变为以健康促进为目的的体系,除了治疗疾病以外,还需要面对健康人群,或者是病愈以后需要特殊关乎的人群,例如老人、儿童、孕妇等。这其中存在的一个最大问题是安全性的问题,因为对人身体外在的干预,可能会对人体带来好处,但往往也可能带来一些不良反应。据了解,由于药害引起的疾病占比近 20%,如何减少这种药害,已经成为一个非常重要的问题,尤其在"健康中国"建设当中,对老年人、孕妇、儿童,更需要特别注意药害的问题。在这种情况下,如果能够找到一种既对人体健康有帮助,同时又没有不良反应和耐受性的一种方法,是十分有意义的事情。针灸便在其中扮演了这个角色。大量的临床实践证明,针灸几乎没有严重的毒副作用,耐受性也比较小,所以可以长期应用;而且针灸操作简便,在社会上很多的医疗保健机构,针灸已经成为最主要的一种方法。

第二,据相关研究显示,针灸可以应用于 500 多种疾病的防治,涉及人体的16 个系统,基本可以涵盖人体所有疾病。在不同的阶段,不同的症状都可能通过针灸获得治疗。针灸应用的范围是非常广泛的,尽管有时作为一种辅助或其他治疗方法的配合。当前存在的问题如下:在各医院,针灸是作为一种疗法设立科室,而其他科室均属于临床科室,是按病种设科。这种分科模式、服务业态实际已经大大地限制了针灸的发展,所以针灸走出针灸科,建立一种新的服务模式来发挥针灸的作用,已经变成患者普遍关心和尝试推动的事情,所以现在很多的医院已经成立针灸中心,为全医院各科提供服务,这成为一个大趋势,大大促进了针灸的应用,使其发挥的作用越来越大。

第三,随着医疗改革的深化,基层社区医疗机构功能得以强化,大病、重病的康复可以在社区医院完成,而且随着医药分家,医药的加成取消后,医院、医疗机构开始将更多注意力放在以针灸为主的外治疗法上。因为这些疗法不是药品,对医疗机构来说,是一个非常重要而且经济的治疗手段,患者也可以用比较少的花费得到比较好的治疗。医疗改革的深化大大促进了针灸的应用,促进了针灸在医院各科,尤其在社区、基层的使用,这也是针灸发展的一个非常大的趋势。

第四,针灸真正要发挥作用,就必须要有疗效,而这个疗效必须用高质量的证据佐证。所以当前针灸的临床研究工作越来越受到关注。

二、针灸国际发展趋势

针灸的国际影响逐步提升。针灸的国际交流始于6世纪,20世纪70年代世界上掀起了第一个针灸热潮,20世纪90年代再次掀起高潮。在WHO的积极推动和指导下,一些国家开设了针灸培训中心,1987年WHO还指导支持世界针灸学会联合会的成立,这是第一个国际针灸团体联合的国际组织。同期,世界卫生组织还公布了43种针灸适应证,制定了《经络穴位名称的国际标准》和《针灸临床研究规范》等。很多国家和地区还开展了针灸教育和针灸研究工作。从针灸的国际化发展趋势来看,目前针灸正处于良好的发展势态,表现为外籍针灸学术访问学者增多、外籍进修针灸人员增多、外籍留学生增多,国外针灸诊所增多、针灸的国外远程教育已开始起步。近年来,针灸已在全球183个国家得到了应用,但是各国发展非常不平衡。总体来看,国际针灸发展的趋势可以总结为以下四点。

第一,针灸从个体诊所逐渐转向大型医疗机构。原来在国外只是以个体诊所为主,很少见到针灸医院,而现在已经在很多大型的医疗机构中专门设置了针灸科室,这是一个非常大的变化。

第二,针灸的治疗已经从治疗痛症逐渐向其他病症扩展。例如肿瘤的辅助治疗、妇科疾病的调理等。

第三,针灸的研究获得了重视。临床方面,国外对针灸疗效证据的诉求比国内还要迫切,因为有了证据,医疗保险机构就可以给予报销。同时,除了临床以外,国外开始关注针灸基础研究方面的一些工作。例如,针刺对脑功能的一些影响,针刺局部止痛的原理机制,足三里、曲池等穴位治疗高血压的机制等。

第四,以法律的形式保障针灸的健康发展已经成为一种趋势。目前对针灸立法的国家有二三十个,很多国家都在探索如何建立针灸相关的法规,设置一些正规的教育,促进针灸的发展。中国针灸已经从中国走向了世界。在中医药的国际化方面,以针灸为突破口,带动中医药走出去是一个好办法。中药治疗在国外要真正得到认可,还有很长一段路要走。但是现在很多的针灸诊所已经获得了认可,而在针灸的诊所里,往往会以中药辅助配合,患者就比较容易接受,所以一定意义上讲,针灸作为一个突破口,可以带动中医走出去。

2010年11月16日,联合国教科文组织保护非物质文化遗产政府间委员会第五次会议在内罗毕审议并通过将中国的申报项目"中医针灸"列入"人类非物质文化遗产代表作名录"。这是对中医学的认可,进一步促进了中医针灸这一宝贵遗产的传承、保护和发展。针灸承载着中医文化、中华文化的深厚底蕴。针灸走出去,在很大程度上带动了中医文化、东方哲学走出去。在"一带一路"沿线国家,针灸很容易被接受并广受欢迎。所以针灸是非常好的一个载体,它承载了中国传统文化天人合一整体观念,它将中医的文化、东方的哲学无形当中带到国际。针灸已成为中医药的一块"金字招牌"。中医药作为中国传统文化的代表,正在成为中国文化走向世界的"名片"和"使者"。习近平总书记曾在国际场合提及中医药高达三十余次,中医针灸在"一带一路"中的作用也日益凸显。

根据调研结果显示,现有65个国家和地区承认中医针灸合法地位,在部分国家和地区已经逐渐被纳入国际主流医疗体系。"一带一路"沿线国家和地区中已有中国、韩国、日本、泰国、新加坡、俄罗斯、匈牙利、卡塔尔、意大利、吉尔吉斯斯坦、沙特阿拉伯、法国、英国、埃及、阿根廷以及新西兰等共31个国家,以及中国台湾、中国香港和中国澳门特别行政区承认针灸的合法地位,其中韩国、印度尼西亚、越南和新加坡将中医与西医置于完全平等的法律地位。朝鲜、韩国、蒙古和印度将本国传统医学与西医置于完全平等的法律地位;其他国家基本采用将针灸甚至针刺与其他中医疗法分开管理的模式,只允许西医师使用针灸疗法,中医师更大程度上接近"技师"的定位。

第二章 耳部常见疾病

第一节 中 耳 炎

一、分泌性中耳炎

(一)概述

分泌性中耳炎是以中耳积液及听力下降为主要特征的中耳非化脓性炎性疾病,又称为渗出性中耳炎、卡他性中耳炎、浆液性中耳炎、黏液性中耳炎、非化脓性中耳炎等,如中耳积液甚为黏稠者称为胶耳。本病可分为急性和慢性两种,急性者病程延续 6~8 周未愈者即可认为进入慢性期,也可表现为缓慢起病即进入慢性期。本病很常见,小儿的发病率比成人高,是引起小儿听力下降的原因之一。据统计,80%的学龄前儿童有过分泌性中耳炎病史,而 6 个月至 4 岁间为高发期,1 岁以内的发病率可高于 50%,到两岁时可超过 60%。虽然多数分泌性中耳炎可在 3 个月内自行消退,但有高达 30%~40%的复发率,并且 5%~10%的患儿可持续 1 年或 1 年以上。患儿的发病率随年龄增长和咽鼓管功能的完善而逐渐下降。

本病相当于中医的"耳胀、耳闭"。耳胀作为病名,见于近代《大众万病顾问》:"何谓耳胀?耳中作胀之病,是谓耳胀",其中列举了病源、症状及治法,该病名一直沿用至今。耳胀为本病初起之时,耳内作胀为主,可有疼痛,多由风邪侵袭而致,因此又有"风聋"之称。耳闭作为病名,早见于明代《医林绳墨》:"耳闭者,乃属少阳三焦之经气之闭也。"又说:"或有年老气血衰弱,不能全听,谓之耳闭。"耳胀多为病之初起,耳闭多为病之久者,多为耳胀反复发作,邪毒滞留耳窍,迁延日久转化而致。

(二)病因

耳为清窍,若浊气上逆,阻塞清窍,易致耳胀,如《素问·阴阳应象大论》:"浊气在上,则生䐜胀。"

1.风邪外袭

生活起居不慎,寒暖不调,风邪乘虚而袭,首先犯肺,耳窍经气痞塞而为病。

2.肝胆湿热

外感邪热,内传肝胆,或七情所伤,肝气郁结,气机不调,内生湿热,上蒸耳窍而为病。

3.脾虚湿困

饮食不节,损伤脾胃,脾失健运,湿浊不化,困结耳窍而为病。

4.气血瘀阻

邪毒滞留,日久不去,阻于脉络,气血瘀阻,耳窍经气闭塞而为病。

(三)临床表现

1.临床特征

耳内胀闷堵塞感为诊断本病必备的临床特征,可出现在单侧,也可出现在双侧,患者常描述为耳胀、耳闷、耳堵或耳闭塞感等不适,严重时同侧头部亦有胀闷不适感。这一特征性症状在成人可通过仔细询问而明确,但在儿童往往不会主动表述耳内胀闷堵塞感的症状,需结合听力检查及鼓膜检查所见进行综合判定。病程可长可短,急性起病者常发生在感冒或乘坐飞机之后;缓慢起病者常难以准确描述出发病的时间,症状时轻时重,或呈间歇性发作。

2.症状

本病主要伴随症状有听力下降、耳鸣等。

(1)听力下降:本病常伴有与耳胀闷感同一侧的轻度至中度听力下降,且自听增强,即听外界的声音不清楚,而听自己的讲话声较平时增大。对儿童来说,听力下降几乎是绝大多数患儿都会出现的症状,常常是在听力下降之后才被大人所发现。但对于耳胀来说,听力下降并非必备的症状,成人患者30%～40%听力是正常的。

(2)耳鸣:本病有部分患者伴有耳鸣。值得注意的是,临床上经常有患者由于不清楚耳鸣的含义,易将耳内胀闷不适感用"耳鸣"来表述,因此,当患者用"耳鸣"来表达其症状时,医师需要进一步核实患者的具体症状究竟是听到了一种无声源的声响,还是出现了耳内的堵闷不适感。此外,儿童患者的家长亦常用"耳

73

鸣"来代诉患儿的症状,实际上是头部活动时耳内积液流动产生的声响,或者是患儿无法表述清楚的耳内胀闷不适感,并非真正的耳鸣。

(四)诊断与鉴别诊断

1.检查

(1)听力测试。①音叉试验:林纳试验(—),韦伯试验偏向患侧。②纯音听阈测试:显示传导性听力损失。听力下降程度不一,重者可达 40 dB,轻者 15～20 dB,甚至听阈无明显提高。听力损失一般以低频为主,少数患者可出现感音神经性听力损失。③声导抗测试:声导抗对诊断有重要价值。平坦型(B 型)是分泌性中耳炎的典型曲线,负压型(C 型)示鼓室负压,咽鼓管功能不良,其中部分有积液。

(2)颞骨 CT 检查:鼓室内有低密度影,乳突部分或全部气房内积液,有些气房内可见液平面。

(3)鼓气耳镜检查:通过带有橡皮球的耳镜检查中耳的方法。橡皮球可改变外耳道的压力以观察鼓膜的反应。正常情况下外耳道加压后能立即观察到鼓膜运动,但分泌性中耳炎时这种鼓膜运动会减低或迟缓。

(4)声导抗测试:客观检测鼓膜活动度的方法(压力导纳函数)。如果分泌性中耳炎,鼓膜活动将受限,结果为平坦或近似平坦的曲线;如果中耳腔充满了高于或低于外界气压的空气,峰值就会相应的移动(负压时左移,正压时右移)。

2.诊断要点

根据病史及临床表现,结合听力学检查结果,诊断一般不难。必要时可做颞骨 CT 扫描,或在无菌操作下做鼓膜穿刺术而确诊。

(1)耳闷耳胀感。

(2)听力减退。

(3)鼓膜内陷(锤骨柄向内后上方向移位)、鼓膜反光增强、鼓膜积液征象(鼓膜琥珀色、液平面、气泡)。

(4)声导抗检查为 B 型或 C 型曲线。

(5)鼓室内有积液。

(6)颞骨 CT 扫描可见中耳腔、乳突鼓窦及气房内积液征象也是分泌性中耳炎诊断的直接依据。

3.鉴别诊断

(1)鼻咽癌:对成年非化脓性中耳炎急性期患者,尤其是单耳发病时,应注意排除鼻咽肿瘤的可能性,如鼻咽癌,可通过鼻咽镜检、血清 EB 病毒相关抗体

IgA/VCA、IgA/EA 检测,影像学检查,病理活检而确诊。

(2)化脓性中耳炎:急性化脓性中耳炎鼓膜未穿孔前,有耳胀堵、耳痛感,但耳痛较剧且逐渐加重。一旦鼓膜溃穿脓出,则耳痛顿减甚至消失,鼓膜有典型病理表现。

(3)腺样体肥大:儿童患者应注意腺样体肥大问题,须行鼻咽检查以确诊。这类患儿中耳病变多为双侧性,需要针对腺样体肥大本身进行特殊治疗。

(五)针灸治疗

1.耳针法

取内耳、神门、肺、肝、胆、肾等穴位埋针,每次选 2～3 穴;也可用王不留行籽或磁珠贴压 3～5 天,经常用手轻按贴穴,以维持刺激。

2.穴位注射

取耳周穴位:耳门、听宫、听会、翳风等做穴位注射,药物可选用丹参注射液、当归注射液、柴胡注射液、毛冬青注射液等,每次选用 2 穴,每穴注射 0.5～1 mL 药液,可隔天 1 次,5～7 次为 1 个疗程。

3.揿针

(1)主穴取翳风、听会、合谷。配穴肺经受邪者加迎香、印堂、外关;脾虚者,加足三里、中脘、天枢;心气虚、睡眠障碍者加神门、大陵、内关。操作方法选用 0.6～1.5 mm 揿针,留针 72 小时(夏天留 48 小时),不定时按压刺激。

(2)主穴取神门、内耳、内分泌。配穴:肺经受邪者加肺;脾虚湿阻者加皮质下、脾;肝胆湿热者加肝;肾气虚损者加肾(女子加肝)。操作方法选用 0.3 mm 揿针,留针 72 小时(夏天留 48 小时)。或是采用王不留行籽耳穴贴压,两耳交替进行。

4.灸法

虚寒患者,局部可取听宫、听会、翳风,远处可依辨证分别取合谷、内庭、足三里、脾俞、三阴交、肾俞等穴艾灸,每天 1 次。

(六)其他特色疗法

1.穴位磁疗

对有耳鸣的患者,可在翳风、听宫等穴贴上磁片,或加用电流,以疏通经络气血,减轻耳鸣,每天 1 次,每次 20 分钟。

2.氦-氖激光照射

氦-氖激光照射有助于清除中耳积液,改善中耳的通气引流。

3.滴鼻法

使用芳香通窍类的药液滴鼻,使鼻窍及耳窍通畅,减轻堵塞,并有利于耳窍积液的排出。常用的中药滴鼻剂有滴鼻灵、鹅不食草滴鼻剂、柴胡滴鼻剂等改善通气引流;风热明显者可加用双黄连注射液或板蓝根注射液等用生理盐水稀释后滴鼻,每天2～3次。

4.滴耳法

滴耳法多用于耳内胀痛者。药如清热解毒之黄连滴耳液、冰酒液、虎耳草液等滴耳。

5.耳膜按摩疗法

耳膜按摩疗法适用于疾病后期,耳膜红肿已退,耳膜内陷,耳胀闷不减者。

二、急性化脓性中耳炎

(一)概述

急性化脓性中耳炎是中耳黏膜的急性化脓性炎症。临床常见多发病,其发病无年龄、性别的区别,但以1～6岁年龄段发病率最高,其后随年龄的增大发病率逐渐降低,40岁以后很少发生急性脓耳。有调查显示,在小学生中发病率为0.5％～4.3％,5～16岁学童发病率可高达3％,5岁以下者高达5％～10％,农民的发病率约为1.6％。急性化脓性中耳炎的患者约占耳鼻咽喉科门诊患者的2.1％,但由于抗生素的广泛应用与卫生条件的改善,其发病有下降趋势。急性化脓性中耳炎属于中医学"脓耳"范畴,相当于"急脓耳"。关于本病,病名颇多,有"耳疳""聤耳""耳底子""震耳"等之谓。《黄帝内经》最早论及脓耳,《灵枢·厥病》:"耳痛不可刺者,耳中有脓",这是类似于急性脓耳症状的最早记述。晋·葛洪《肘后备急方》则明确指出:"聤耳,耳中痛,脓血出。"《覆载万安方(下)》说:"……亦令脓汁出,皆谓之聤耳,久不瘥,即变成聋也。"关于本病的治疗,《外科大成》说:"耳疳者,为耳内流出脓水臭秽也……由足少阴虚热者,四物汤加牡丹皮、石菖蒲,及地黄丸滋补之。由于少阳风热者,蔓荆子散、交感丹清之。"

(二)病因

本病发病的病因,多因邪毒侵袭所致,与正气不足,卫外不固有一定关系。

1.风热外侵,湿阻耳窍

多因起居不慎,受凉劳累,或沐浴、洗头等污水入耳;风热外邪挟湿侵袭,阻于耳窍;或哺乳时乳汁灌入耳中,致湿热外邪循经阻于耳窍。

2.肝胆湿热,壅塞清窍

素有肝胆湿热内蕴,复受风热外邪,致外邪引动内热,湿随热升,循经上达耳窍。

(三)临床表现

1.症状

全身症状表现轻重不一。可有畏寒、发热,精神不振,食欲减退。小儿症状较重,常有高热惊厥、呕吐、腹泻等消化道症状。耳流脓一旦出现,体温即逐渐下降,全身症状明显减轻。①耳痛:是急性化脓性中耳炎的必有症状。可突然出现患耳疼痛,迅速加剧,如钻似刺,待鼓膜穿孔后耳痛迅速减轻。②耳内流脓:是急性化脓性中耳炎鼓膜穿孔后的必有症状。穿孔后在短时间内可见脓夹血,其后则为脓性,随病情好转而为黏液脓性、黏液性。③耳鸣及听力下降:患耳可有搏动性耳鸣,听力逐渐下降。耳痛剧烈者,轻度的耳聋可不被患者察觉。鼓膜穿孔后听力反而提高。如病变侵及内耳,可出现眩晕。

2.体征

鼓膜检查:发病初期,可见鼓膜充血。鼓膜穿孔前,局部可见小黄亮点,鼓膜穿孔后则有脓液溢出。乳突部触诊:可有轻度触压痛。

(四)诊断与鉴别诊断

1.检查

(1)耳镜检查:早期鼓膜松弛部充血,锤骨柄及紧张部周边可见呈放射状的扩张血管。以后鼓膜迅速出现弥漫性充血,标志不易辨认,鼓膜可全部向外膨出,或部分外突而如乳头状。穿孔前,在隆起最明显的部位出现黄点,然后从此处发生穿孔。穿孔一般位于紧张部,开始时甚小,如针尖大,不易看清,彻底清除外耳道内分泌物后,方可见穿孔处有闪烁搏动的亮点,分泌物从该处涌出。有时须以 Siegle 耳镜加压后,才能窥见鼓膜上的小穿孔。

(2)触诊:因乳突部骨膜的炎性反应,乳突尖及鼓窦区可能有压痛。鼓膜穿孔后渐消失。

2.诊断要点

(1)儿童多见,多继发于上呼吸道感染、急性传染病、擤鼻不当、游泳、跳水,病菌可经咽鼓管进入中耳,也可继发于鼓膜外伤。

(2)耳痛、耳鸣、听力减退,患儿常哭闹不安、摇头、抓耳、发热、白细胞增高,鼓膜穿孔,流出分泌物后,全身症状减轻。

（3）偶可引起眩晕、恶心、呕吐、腹泻或脑膜刺激症状。

（4）耳镜检查：鼓膜充血、膨隆，穿孔后分泌物搏动涌出，上鼓室病变可见松弛部穿孔，坏死型者鼓膜迅速溶溃，形成大穿孔。

3.鉴别诊断

（1）急性外耳道炎及疖：多有挖耳史，耳痛较剧，压耳屏及牵拉耳郭时疼痛加重；外耳道皮肤局限性或弥漫性红肿，分泌物少而呈脓性，无黏液；拭净外耳道分泌物后，见鼓膜完整，听力基本正常。

（2）大疱性鼓膜炎：耳痛较剧，外耳道深部皮肤或鼓膜有血疱，破溃后疼痛减轻，可流出少量血浆或血性分泌物，听力下降不明显。

（五）针灸治疗

以局部取穴为主，配合远端取穴。常用穴位有耳门、听会、翳风、外关、曲池、合谷、足三里、阳陵泉、侠溪、丘墟等穴。每天 1 次，以泻法为主。每次留针 25～30 分钟。耳痛明显，用三棱针刺患侧耳垂，放血 10 滴。

（六）其他特色疗法

1.滴鼻法

适用于急性化脓性中耳炎见耳内堵闷，或有鼻塞不通等症。鱼腥草液、双黄连粉针剂溶液、银黄注射液或抗生素滴鼻液之类滴鼻，消除鼻窍邪毒，以免邪毒窜耳。侧卧偏头位，使药液达到咽鼓管咽口处，以宣通耳窍，促进中耳腔的通气引流。

2.止痛法

早期，鼓膜尚未穿孔，耳痛重者，用 2％石炭酸甘油滴耳（鼓膜穿孔后禁用）；穿孔后耳内疼痛明显者。用虎耳草汁滴耳，或鱼腥草液、双黄连粉针剂溶液、银黄注射液之类滴耳，每天 3 次，解毒止痛。

3.清洁法

清洁法主要针对耳内流脓情况，以及时清除耳内脓液，保持耳内干燥或耳脓引流通畅，促进邪毒消散与病情好转。可用 3％过氧化氢清洗耳内脓液，至干净为止。清洁次数应根据脓液多少而定，耳脓量多者，每天宜 3～5 次，耳脓液量少者，每天 1～3 次。清除耳脓后，再行滴药法（脓多时暂不宜吹药粉）。

4.滴耳法

滴耳法主要针对耳内流脓，采用药物滴耳的方法，根据脓液性质与量的多少，可选用不同滴耳剂。

(1)水溶性滴耳液:适用于急性化脓性中耳炎鼓膜穿孔后,耳脓稠浊、量多者,可用鱼腥草液、双黄连粉针剂溶液、银黄注射液之类滴耳,或用西药抗生素滴耳液,每天4～5次;根据临床报道,还可用自制滴耳液。①参连滴耳液:苦参3份,黄连2.5份,大黄1.7份,乌梅2份,按中药注射液工艺流程制剂,每毫升含生药0.1 g,滴耳,每天2次。②复方黄连滴耳液:黄连100 g,水煎浓缩60 mL,加冰片1.5 g,麝香0.5 g,甘油混合剂10 mL,注射用水10 mL,每次3～6滴,每天2次。③芙蓉滴耳液:芙蓉叶、生大黄、丹参各200 g,水煎浓缩致200 mL,加甘油20 mL,蒸馏水10 mL,每次滴入2～3滴,每天1～2次。④银连液:金银花30 g、川黄连30 g,黄柏、蝉蜕、地肤子、薄荷各30 g,水煎浓缩备用,滴耳。⑤螵麝冰连液:海螵蛸1 g,麝香0.03 g,冰片0.3 g,黄连1.5 g,置一小瓶内加注射用水适量浸泡,如脓液中夹有血液者加红花0.5 g。每天3次,每次5滴。

(2)脂溶性滴耳液:适用于急性化脓性中耳炎后期,耳内脓液黏浊量少。常用抗生素油剂滴耳液,一次滴耳后药物在局部保留时间较长,每天滴2次即可。根据临床报道,中药油剂滴耳液很多,①耳炎灵滴耳油:大黄、黄芩、黄连、黄柏、苦参各20 g,冰片(研面)3 g,麻油500 mL,液状石蜡1 000 mL。先将前五味药放入油锅内,浸泡24小时,然后加热炸药至黑褐色为度,滤净药渣,加入石蜡、冰片面,搅匀,过滤,分装10 mL滴瓶内备用。适用于急性脓耳或慢性脓耳,耳内脓液黄浊。②参柏油:冰片1.2 g,枯矾1.8 g,苦参、黄柏各10 g(研粉过筛),共研粉,麻油放入铁锅内烧开,冷却数分钟后,将药末倒入麻油中调匀。每次2～3滴,每天2次。

5.吹药法

可用溶解性强的药粉(药物研粉,过100目筛,装瓶备用)吹入耳内(进入鼓室内)。以喷粉器吹入最佳,薄薄一层即可,不宜太多,否则堵塞了鼓膜穿孔,妨碍脓液引流,反致产生变证。每天1～2次即可。常用的粉剂有:①珠黛散,珍珠、青黛、硼砂、寒水石、冰片。②龙矾散:煅龙骨、煅明矾。③冰麝散:冰片、麝香、龙骨、樟丹、黄连、牡蛎。④冰黛散:黄连、冰片、青黛。

6.药捻插耳法

红升丹60 g,冰片3 g,麝香1.5 g,研细末,用脱脂棉搓成长2～3 cm,直径1 mm的棉捻,消毒备用。洗耳道后,以75％乙醇浸湿棉捻,并在药粉中蘸匀放置外耳道底部,与鼓膜保持约2 mm距离,每天换药1次,连续4～5天。

7.鼓膜涂药法

鼓膜涂药法适用于鼓膜中央性中小穿孔,中耳腔干燥无脓。先清洁外耳道,再在鼓膜穿孔边缘涂抹去腐膏(当归、紫草、白芷、血竭,麻油煎熬成膏,加入少许麝香即成),每周1次,连续3次左右。然后向耳内吹入聪耳再生散(三七3 g,血竭6 g,儿茶1 g,龙骨6 g,石膏2 g,赤石脂6 g,乳香、没药各1 g,冰片少许),每次约0.01 g,每天1次,以促进鼓膜愈合。

8.外敷法

耳后红肿疼痛者,局部以醋调紫金锭外敷,或芙蓉膏搽涂。

三、慢性化脓性中耳炎

(一)概述

慢性化脓性中耳炎是中耳黏膜、骨膜或深达骨质的慢性化脓性炎症,常与慢性乳突炎合并存在。本病极为常见,临床上以耳内反复流脓、鼓膜穿孔及听力减退为特点。可引起严重的颅内、外并发症而危及生命。慢性化脓性中耳炎属于中医学"脓耳"范畴,关于本病,病名颇多,有"耳疳""聤耳""肾疳""震耳"等之谓。

(二)病因

本病多由急性脓耳反复发作,或失治演变而成。

1.脾虚湿盛,湿泛耳窍

脾虚则水湿不运,湿邪黏滞,泛溢清窍,致耳内流脓。

2.肾元亏虚,腐骨蚀耳

肾为先天之本,肾元不足,无以滋润温养耳窍,清窍失养,易为邪犯。虚则骨质酥脆,不堪脓液浸润,腐骨形成。

(三)临床表现

1.症状

流脓的性质和时间:因病变轻重有所不同,轻者为黏脓性,间歇性,时好时坏;重者呈持续性,为黄稠脓液且有臭味。

2.急性发作

急性发作中可有头痛,耳痛,头晕和发热,严重时可出现面瘫和脑膜炎等症状。

3.临床分型

临床常根据其临床表现及预后分为3型。①单纯型:最常见,多由于反复发作的上呼吸道感染时,致病菌经咽鼓管侵入鼓室所致。临床特点为耳流脓,多为间歇性,呈黏液性或黏液脓性,一般不臭,量多少不等。上呼吸道感染时,脓量增多,鼓膜穿孔多为紧张部中央性,大小不一,但穿孔周围均有残余鼓膜,鼓室黏膜粉红色或苍白,可轻度增厚,耳聋为传导性,一般不重。②骨疡型:又称坏死型或肉芽型,多由急性坏死型中耳炎迁延而来。此型特点:耳流脓多为持续性,脓性间有血丝,常有臭味,鼓膜紧张部大穿孔可累及鼓环或边缘性穿孔,鼓室内有肉芽或息肉,并可经穿孔突于外耳道,传导性聋较重。③胆脂瘤型:胆脂瘤非真性肿瘤,而为一位于中耳,乳突腔内的囊性结构,由于囊内含有胆固醇结晶,故称胆脂瘤。耳长期持续流脓,有特殊恶臭,鼓膜松弛部或紧张部后上方有边缘性穿孔,从穿孔处可见鼓室内有灰白色鳞屑状或豆渣样物质,奇臭,一般有较重传导性聋,如病变波及耳蜗,耳聋呈混合性。

(四)诊断与鉴别诊断

1.检查

(1)纯音听阈测试:单纯鼓膜穿孔者,表现为轻度传导性听力损失;合并听骨链病变者,听力损失较重;病程较长或长期使用具有耳毒性抗生素滴耳液者,可为混合性听力损失。

(2)分泌物细菌培养和药物敏感试验:了解引起感染的细菌种类和帮助选择治疗用药,应常规做厌氧菌培养。

(3)影像学检查:主要为颞骨高分辨率 CT 检查,观察病变范围、性质及与周围组织结构的关系,还可进一步了解乙状窦、颈静脉球、面神经及颅底等解剖结构的情况。

(4)耳内镜检查:对常规耳镜检查的补充,用于进一步评估中耳病变程度、范围和性质,观察常规体检难以发现的鼓室内病变及各解剖结构之间的关系,为选择手术术式提供依据。

(5)鼓膜检查:早期鼓膜为中央圆形或肾形穿孔,偶可见到松弛部及边缘部小穿孔。具体而言,又分为以下 3 类。①单纯型鼓膜穿孔位于紧张部,大小不一,中央性穿孔,穿孔大时锤骨柄可暴露或被腐蚀。急性炎症时,残余鼓膜及鼓室黏膜可充血水肿,静止期黏膜呈淡粉红色,光滑润泽,无肉芽。②骨疡型鼓膜紧张部大穿孔或边缘性穿孔,自穿孔可见鼓室内有肉芽或息肉,或有长蒂息肉自穿孔处脱出而堵塞于外耳道,严重影响引流。此型称危险型,易发生并发症。③胆脂瘤型鼓膜为松弛部或紧张部后上边缘性穿孔,穿孔内可见灰白色鳞屑状或豆渣样物,味奇臭。穿孔有时为痂皮所覆盖,检查时须去除痂皮,以防漏诊。此型亦称危险型,易发生并发症。乳突部触诊:可有轻度触压痛。

2.诊断要点

(1)有急性化脓性中耳炎病史,病程超过 2 个月。

(2)主要症状为耳内流脓,听力减退。

(3)单纯性化脓性中耳炎:鼓膜中央性穿孔,有脓性分泌物,不臭,乳突 X 线检查无骨质破坏及胆脂瘤形成。

(4)骨疡型中耳炎:鼓膜有边缘性穿孔或松弛部穿孔,听骨链受破坏,分泌物臭,鼓室黏膜充血、肿胀、增厚,或有肉芽、息肉,乳突 X 线检查有骨质破坏。

(5)胆脂瘤型中耳炎:多为鼓膜后上边缘性穿孔,有白色豆渣样臭分泌物,X 线检查有胆脂瘤空洞。

3.鉴别诊断

(1)结核性中耳乳突炎:耳内流脓清稀,听力下降明显。早期即可发生面瘫。鼓膜穿孔可为多发性,鼓室有苍白肉芽,肺部或其他部位可有结核灶。肉芽病检可确诊。

(2)中耳癌:好发于中年以上患者,耳内流脓常为脓血性。鼓室内有新生物,触之易出血。颞骨 CT 或乳突 X 线片显示骨质破坏。活检可以确诊。

(五)针灸治疗

以局部取穴为主,配合远端取穴。常用穴位有耳门、听会、翳风、足三里、外关、阳陵泉、肾俞、命门、太溪、委中,脓液黄浊加刺曲池。补法或平补平泻,留针30 分钟,每天 1 次。另外,对阳虚邪滞证可用艾条温和灸百会、翳风、肩髃,每穴灸 5 分钟,每天 1 次,连续 3~5 天,必要时间或几天后再行。

(六)其他特色疗法

对一些慢性单纯性中耳炎渗出较多者,某些含有枯矾类的外用滴剂或散剂有助于收涩干耳。

1.核桃仁冰片滴耳液

核桃仁适量,冰片少许。将核桃仁捣烂(或蒸熟),用洁净纱布包好加压挤油约 15 mL,加入冰片(1~1.5 g),不断搅和,使其溶解。用时,常规消毒后滴入药液 2~3 滴,再用棉球将外耳孔堵住,每天 3 次,连用 5~10 天。

2.露蜂房

散露蜂房 30 g,黄柏 15 g,枯矾 6 g,冰片 3 g。前二味放瓦上焙黄,研末,再加后二味,共研细末,装瓶。用时,先按常规消毒,然后用麦(草)管或小纸管将药末吹入耳内,或用麻油调匀,滴入耳内 3~5 滴,均每天 2 次。

3.猪胆汁散

猪胆汁 50 g(鲜品),枯矾 25 g,冰片 5 g。先将冰片、枯矾分别研成极细粉,胆汁浓缩至 1/3,稍冷,倒入盛有枯矾的乳钵中,研磨均匀后,烘干或自然干燥,然后将冰片粉加入一起研磨均匀,烘干或自然干燥,然后将冰片粉加入一起研磨均匀,过 100 目筛即得。用时,先按常规消毒,然后用麦(草)管或小纸管将药粉轻轻吹入耳内,每天或隔天 1 次,每次用量 0.1 g。

4.枯矾散

枯矾 6 g,冰片 1.2 g,五倍子 1.5 g。共研细末。用时,先常规消毒后,再用麦(草)管或小纸管将药末吹入耳内,每天 3 次。

第二节　梅尼埃病

一、概述

梅尼埃病(Meniere's disease,MD)是一原因不明的,以膜迷路积水为主要病理特征的内耳疾病。临床表现为反复发作性眩晕、感音神经性耳聋、耳鸣,可有耳内胀满感。我国曾将该病译为"美尼尔病",后统一称为"梅尼埃病"。梅尼埃病为耳鼻喉科常见病,因诊断标准不同,所报告的发病率较悬殊。据研究报道,梅尼埃病占耳源性眩晕的 61%～64%。发病年龄以中青年居多,患者性别差异不明显,亦有报告显示女性患者略多于男性(1.3∶1)。近年来文献指出此病有增加的趋势,可能与空气污染和化学药物中毒等因素增加有关。梅尼埃病属中医"耳眩晕"范畴。

二、病因病机

梅尼埃病的病因病机有虚有实,虚者多为脾、肾之虚,如脾气虚弱、阳虚水泛、肾精亏虚等;实者,可见于痰浊、肝风、风邪等上扰清窍为患。

(一)痰浊中阻

饮食不节,或劳倦、思虑过度,损伤脾胃,致脾失健运,不能运化水湿,内生痰饮。痰浊阻遏中焦,则气机升降不利,清阳不升,浊阴不降,清窍为之蒙蔽,发为眩晕。

(二)阳虚水泛

素体阳虚,或久病及肾,肾阳衰微,阳虚则生内寒,不能温化水湿,寒水内停,上泛清窍,发为眩晕。

(三)脾气虚弱

脾气虚弱,运化失常,则气血生化之源不足,且升降失常,清阳不升,以致清窍失养而发为眩晕。

(四)肝风内动

情志不遂,致肝气郁结,气郁化火生风,风火上扰清窍,则生眩晕;若素体阴虚,水不涵木,则肝阳上亢而生风,扰乱清窍,亦可导致眩晕。

(五)肾精亏损

先天禀赋不足,或后天失养,年老体弱,房劳过度,耗伤肾精,则肾精亏损,髓海空虚,不能濡养清窍,而发为眩晕。

(六)风邪外袭

风性主动,若因气候突变,或起居失常,遭风邪外袭,引动内风,上扰清窍,则可致平衡失司,发为眩晕。

三、临床表现

(一)临床特征

本病多见于 50 岁以下的中、青年人,儿童亦可发病。两性发病率无明显差异。多数仅累及一耳,两耳相继发病者约占 10%～20%。

1.眩晕

典型者为突然发作的旋转性眩晕。患者睁眼时感觉周围物体绕自身水平旋转,或向前、向后滚翻;闭眼时感觉自身旋转。睁眼时眩晕加重。闭目则减轻;因向患侧卧时眩晕加重。故患者喜欢闭目向健侧静卧,常伴恶心、呕吐、出冷汗。头部的任何远动均可使眩晕加重。但意识始终清楚。眩晕可于任何时间发作,于睡梦中发作者则突然惊醒。眩晕的持续时间为数 10 分钟至数小时不等。最长者不超过 24 小时。同一患者,每次发作的持续时间和严重程度不等,各患者之间亦不相同。眩晕发作的次数愈多,则每次发作持续的时间愈长,间歇期愈短。眩晕发作后可立即恢复正常,或仍有头晕、不稳感。数日后方进入间歇期。眩晕发作较轻者:患者仅有不稳感,如上、下颠簸感,或往返运动感等。个别患者猝倒而无任何预感,但神智清楚,偶伴眩晕者,称椭圆囊危象。眩晕发作的机制不明。有学者认为,前庭膜、基底膜、球囊壁一处或数处破裂后,内淋巴压力骤然下降,膜迷路塌陷,前庭感受器突然受到刺激,因此而引起发作。但不少学者认为,眩晕发作乃因膜迷路破裂后,内、外淋巴混合,毛细胞和神经纤维浸泡于含高浓度钾离子的淋巴液中,而发生急性麻痹所致。动物实验也证明,向外淋巴隙注入人工内淋巴液后,可引起前庭麻痹,听力下降。而持免疫病因学说者推测,眩晕发作是因前庭神经节细胞退变而发生的非生理性放电所引起。

2.听力下降

早期为低频下降型感音神经性聋:听力波动,发作期听力下降,间歇期中听力可部分或完全恢复。随着病情的发展,听力损失逐渐加重,间歇期亦无缓解;同时,高频听力出现下降,但单纯高频听力受损者很少见。个别病例可在一次发作后,听力近乎完全丧失。由于患耳具有重振现象,以致患耳与健耳对同一纯音可听成两个不同音色和音调的声音(复听)。

3.耳鸣

耳鸣可能是本病出现的最早症状。早期,耳鸣出现于眩晕发作前,并伴随眩晕发作的缓解而逐渐减轻或消失。反复发作后,耳鸣可持续存在,间歇期亦不缓解。耳鸣的性质不一,早期多为低音调,晚期可出现多种音调的嘈杂声,如铃声、蝉鸣声、电机声、风吹电线声等等,少数患者可出现两侧耳鸣,或由一侧延及对侧,此为两耳受累之征象。

4.耳胀满感

患耳胀满感或压迫感,常被列为本病的第4症状。

典型者,上述症状具备,间断反复发作。不典型者,开始时症状不完备,给诊断造成定困难。那种发作前患者先感耳鸣、耳胀满感、听力下降,而在一次眩晕发作后耳蜗症状消失的莱尔马耶综合征并不多见。梅尼埃病的发作次数与间歇期的久暂因人而异。轻者,间歇期可长达数月或数年,个别甚至达10年。重者,1周内可发作数次。有些患者可能在经历了较长的间歇期后,又在一段时间内频繁发作。间歇期内,早期者全部症状可消失,患者无任何不适;但在多次发作后,耳鸣持续存在,耳聋亦变为永久性。个别晚期患者可出现Dandy征,即在头部运动时,出现短暂的平衡失调,头部运动停止后,平衡失调亦消失。本病尚有发展为晕动病的倾向。

(二)伴随症状

梅尼埃病发作时及发作前后主要的伴随症状有恶心呕吐、耳堵、耳鸣、耳聋、头晕等。

1.恶心呕吐

梅尼埃病发作时,绝大多数患者都会伴随恶心呕吐、出冷汗、面色苍白等症状,这些症状与天旋地转的症状加在一起,常令患者及家属感到惊慌,甚至感到恐惧。

2.耳聋

梅尼埃病的患者中,约1/3的患者会出现一侧或双侧听力下降,这种听力下降可呈波动性,即眩晕发作时听力下降明显,眩晕停止后听力恢复或部分恢复。反复发作多次后,则听力可能持续下降,且难以恢复。

3.头晕

在旋转性眩晕发作过后,大多数患者会伴随持续的头晕,表现为头重脚轻,头麻木感、空虚感、紧箍感、沉重或压迫感等,这种症状可以持续相当长的时间。

四、诊断与鉴别诊断

(一)检查

1.前庭性偏头痛评估

前庭性偏头痛(vestibular migraine,VM)的评价问题的核心在于,早期MD临床表现,尤其出现典型听力学改变前可以与VM相似,容易混淆;MD与VM临床表现有交叉,两者可共病,但各自独立。①病史:大多VM患者比MD患者年轻,且女性比例高,多有偏头痛家族史。②诊断:VM的前庭症状5分钟~72小时,时间跨度大于MD的20分钟~12(24)小时。VM患者的前庭症状和头痛症状可能不同步,但患者必须出现符合VM诊断标准中的主要头痛及次要症状特点,才是真正的VM。患者在病程中只要有符合MD临床听力学特点的听力下降证据,即使出现偏头痛,也应该诊断为MD而不是VM。在MD的发作中也可能会:出现偏头痛、恐光、偏头痛先兆等表现,患者同时符合2个标准时诊断为"二元"疾病共病。③治疗:强调当MD与VM难于鉴别时,首选无创性治疗,而不是手术尤其是破坏性手术。

2.听力测试

听力测试至关重要。听力测试对于区分可能MD和肯定MD是必要的。听力测试应包括双耳的纯音气导听阈(纯音平均听阈),排除或量化听力损失的任何传导成分(骨导听阈、鼓室图、耳声发射和/或耳镜检查),且应包括每侧耳的言语识别测试即单词识别/辨别率。早期需要重视音叉试验的价值。MD的肯定诊断"低、中频听力损失"是指频率≤2 000 Hz的听力减退。MD通常(最初)单耳起病,患者常出现非对称性听力损失。美国耳鼻咽喉头颈外科学会将非对称性听力损失定义为两耳的纯音平均听阈(500 Hz、1 000 Hz、2 000 Hz的平均阈值)差异>15 dB,或两耳单词识别/辨别率差异>15%。因此,若患者在急性发作期时无可记录的听力损失证据,或在听力检测时没有持续性听阈值改变的证据,则不能诊断MD。部分MD患者最终可累及双耳,记录双耳的听力损失不仅可确定MD最初受累耳情况,还可记录对侧耳的潜在异常。MD的治疗决策很多与患者整体的听力或听力损失的程度关联。

(二)诊断要点

1.肯定的MD诊断标准

(1)2次及以上眩晕发作,每次持续20分钟至12小时。

(2)病程中至少有1次听力学检查证实患耳有低至中频的感音神经性听力下降。

(3)患耳有波动性听力下降、耳鸣和/或耳闷胀感。

(4)排除其他疾病引起的眩晕,如前庭性偏头痛、突发性聋、良性阵发性位置性眩晕、迷路炎、前庭神经炎、前庭阵发症药物中毒性眩晕后循环缺血和颅内占位性病变等;此外,还需要排除继发性膜迷路积水。

2.可能的MD诊断标准

(1)2次及以上眩晕发作,每次持续20分钟至24小时。

(2)患耳有波动性听力下降、耳鸣和/或耳闷胀感。

(3)排除其他疾病引起的眩晕,如前庭性偏头痛、突发性聋、良性阵发性位置性眩晕、迷路炎、前庭神经炎、前庭阵发症、药物中毒性眩晕后循环缺血和颅内占位性病变等;此外,还需要排除继发性膜迷路积水。

(三)鉴别诊断

1.特发性突聋

特发性突聋的部分病例可以伴有眩晕,但极少反复发作。一般听力损失较快且重,以高频为主,无听力波动现象。

2.前庭神经炎

前庭神经炎常于上感之后突发眩晕,向健侧的自发性眼震,伴恶心呕吐,前庭功能减弱。病程持续数天至数月不等,无耳鸣、耳聋,痊愈后极少复发。

3.药物中毒性内耳损害

应用耳毒性药物后逐渐出现眩晕,感音神经性耳聋、耳鸣。眩晕呈非发作性,并逐渐减轻乃至消失,但耳聋则可能表现进行性加重。

4.椎-基底动脉供血不足

椎-基底动脉供血不足一般继发于颈椎病变或椎动脉病变。眩晕呈一过性,程度不定,可有耳鸣、耳聋,或伴视觉障碍,颈项及头部胀痛,头颈部运动障碍,上肢麻木感,或有前庭功能变化。颈椎等局部影像学检查和脑血流图检查有助诊断。

5.听神经瘤

听神经瘤以渐进性感音神经性聋为主,早期常显示高频下降为主,有些病例甚至可见高频陡降型纯音听阈曲线,可有高调耳鸣,或伴眩晕,前庭功能可表现异常,晚期有颅内压升高,并可累及其他颅神经,病情呈进行性加重,影像学检查可显示内听道肿瘤。

6.良性阵发性位置性眩晕

良性阵发性位置性眩晕表现为头部运动在某一特定头位时诱发数秒至数十秒短暂的眩晕伴眼震。但无耳鸣耳聋症状,易与梅尼埃病相鉴别。

五、针灸治疗

(一)毫针刺法

主穴:百会、头维、风池、风府、神门、内关。配穴:风邪外袭者,配合谷、外关;痰浊中阻者,配丰隆、中脘、解溪;肝阳上扰者,配行间、侠溪、肝俞;寒水上泛者,配肾俞、命门;髓海不足者,配三阴交、关元、肾俞;上气不足者,配足三里、脾俞、气海。手法:实证用泻法,虚证用补法,并可配合灸法。每天 1 次。

(二)耳针法

可选肾、肝、脾、内耳、神门、皮质下、交感等穴,每次取 2~3 穴,中强刺激,留针 20~30 分钟,间歇捻针,每天 1 次。或用王不留行籽贴压刺激以上穴位。

(三)头皮针

取双侧晕听区针刺,每天 1 次,5~10 次为 1 个疗程。

(四)穴位埋线

1.主穴

星状神经节、定晕穴、内关、肝俞、丰隆。

2.定点

星状神经节点:第六颈椎横突前结节略下方处。定晕穴:风池穴上 1 寸。内关点:当曲泽与大陵的连线上,腕横纹上 2 寸,掌长肌腱与桡侧腕屈肌腱之间。

肝俞点:第九胸椎棘突下旁开1.5寸。丰隆点:位于小腿前外侧,外踝尖上8寸,胫骨前缘外二横指(中指)处。内与条口相平,当外膝眼(犊鼻)与外踝尖连线的中点。

3.疗程

3次1个疗程。可配合椎五针效佳。

(五)穴位注射

可选用合谷、太冲、内关、风池、翳风、四渎、足三里、丰隆等穴,每次取2～3穴,每穴随证注射黄芪注射液或丹参注射液0.5 mL,隔天1次。

(六)揿针治疗

全身取穴选用1.5 mm或2 mm长揿针,以风池、关元、气海、脾俞、行间为主穴,足三里、丰隆、外关、期门等为配穴,留针72小时(夏天留48小时)。耳穴埋针选用0.3 mm长揿针,以耳穴脾、内耳、神门、晕点为主穴,以皮质下、枕部、肝、胃等为配穴,留针72小时(夏天留48小时)。两耳交替进行。

(七)麦粒灸

主穴:百会、风池、内关、足三里。配穴:痰浊中阻配中脘、丰隆;肝阳上亢配肝俞、太冲、三阴交;气血两虚配气海、脾俞;肾精不足配肾俞、太溪;耳鸣耳聋加翳风、听宫。操作方法:发作时重灸百会穴。患者取坐位,将百会穴处头发向两侧分开,使穴位充分暴露,以便施灸。涂少许凡士林,将麦粒大小的艾炷放于百会穴上,点燃施灸,燃至灼痛时,可用压灸法,术者用镊子或压舌板将艾炷压灭,然后在熄灭的残绒及艾灰上,继续加炷再灸,依前法反复操作,压力由轻到重,使患者自觉有热力从头皮渗入脑内的舒适感。急性期百会穴一般每次需灸25～30壮。内关穴每次3～5壮,其他穴位每次灸7～9壮。每天一次,5次为1个疗程。缓解期每周灸2～3次,以背部、腹部、足三里、三阴交为主,15～20次为1个疗程。坚持一段时间可巩固疗效,预防复发。

(八)"升阳祛霾"针灸法

(1)针刺患侧听宫、百会、印堂、太阳、风池、合谷等穴。

(2)艾灸热敏化腧穴:本病热敏化腧穴大多出现在患侧听宫、百会、印堂等区域,根据穴位出现热敏化程度的不同,依次行回旋灸、雀啄灸、往返灸和温和灸。首先回旋灸1分钟,使局部气血温热,再行雀啄灸1分钟以使敏化加强,其次循经往返灸1分钟使经气激发,最后行温和灸以使感传发动,经络开通。每次施灸直至感传消失,皮肤灼热为度,每次施灸不少于20分钟,每天1次。连续治疗

5天,5天为1个疗程,共计1个疗程。

(九)穴位贴敷

方药:白芥子5 g、细辛3 g、桔梗1 g、干姜2 g,共为末,蜂蜜水调敷。取穴:涌泉、膈俞、肝俞、脾俞。时间在伏九期间,一九(伏)、二九(伏)、三九(伏)分别贴一次,每个穴位敷贴后停留4~8小时,如果起疱则立即取下。

六、其他特色疗法

可根据患者实际情况采用前庭康复保健操、耳鸣保健操、走路、慢骑车、太极拳、八段锦等方法。

第三节　耳带状疱疹

一、概述

耳带状疱疹是由水痘-带状疱疹病毒引起的以侵犯面神经为主的疾病。因Ramsey Hunt首先描述了本病的症状,故又称Hunt综合征。近年来血清学检测发现,除水痘-带状疱疹病毒外,患者往往还并发单纯疱疹病毒的感染。本病不常见,青年及老年患者居多。病变常累及一侧,受凉疲劳,机体抵抗力下降为重要诱因。根据本病的临床表现,一般将其归类于中医学"耳带疮""抱头火丹""蜘蛛疮"范畴。

二、病因病机

本病多因情志不遂,肝郁气滞,郁久化热,或因饮食不节,脾失健运,湿热搏结,兼外感邪毒而发病。如《外科正宗》认为"心火妄动,三焦风热乘之,故发于肌肤之表"所致,即反映了脏腑失调,外受邪毒而诱发。疼痛的原因是邪毒化火,与肝火、湿热搏结,阻于经络,气血不通,不通则痛。毒火稽留血分,发为红斑,湿热困于肝脾,遂起水疱。年老体虚,或血虚肝旺,则气血阻于经络,遗留疼痛,病程迁延。

(一)邪毒外袭

风为六淫之首,无孔不入,善行而数变,故为百病之长;火热为阳邪,其特点是炎上。耳窍显露于外,位于人体上部,故外感风热邪毒后易侵犯耳窍而发生相应的病变。《寿身小补家藏》说:"伤于风者,上先受之。"风热邪毒外袭,循经上犯耳窍,搏结于耳郭、外耳道及耳周,致生疱疹。

(二)肝胆湿热

情志不畅,肝气郁结,久郁化火,肝胆热盛;或因饮食不节,脾失健运,湿浊内生,郁而化热,湿热内蕴;或因时邪外感,湿热邪毒壅盛传里,犯及肝胆,肝胆湿热循经上犯,困结耳窍而为病。

(三)气滞血瘀

患病后期,湿热毒邪虽退,但正气虚损,气血凝滞未解,久病入络,气滞血瘀,不通则痛,或年老体虚,血虚肝旺,湿热毒盛,气血凝滞,以致痛剧,痛久不止,病程迁延。

三、临床表现

(一)临床特征

耳痛及耳部疱疹为诊断耳带状疱疹必备的临床特征。

1.耳痛

耳痛是本病的突出症状,可发生在耳部疱疹出现之前,也可与疱疹同时发生,表现为耳郭、耳内和/或耳周疼痛,程度较剧烈,患者常将耳痛描述为烧灼样、电击样、刀割样、针刺样剧痛,并呈阵发性加重,部分患者夜间疼痛加重,可影响睡眠。耳痛常贯穿于耳带状疱疹发病的整个过程,一部分患者在耳部疱疹消失后,耳痛仍可持续存在相当长一段时间。

2.耳部疱疹

耳部疱疹主要见于耳郭,以耳甲腔、耳甲艇为多见,亦可见于外耳道口或乳突部。表现为局部皮肤有串状疱疹,如针头大小,密集成簇状的小水疱,表面光亮,绕以红晕,数天后可破溃流少许黄色分泌物、结痂。有时外耳道深部和鼓膜亦被侵及。耳部疱疹存在的时间一般不长,短则2～3天,长则1周左右可消退。

(二)主要伴随症状

耳带状疱疹主要的伴随症状有口眼㖞斜、眩晕、耳鸣、耳聋等。

1.口眼㖞斜

口眼㖞斜是耳带状疱疹最常见的伴随症状,大约一半的患者可出现。表现为与耳部疱疹同侧的口眼㖞斜,是典型的耳面瘫:患侧眼睑不能闭合,额纹变浅,鼻唇沟变浅,嘴角歪向健侧,鼓腮时漏气等。

口眼㖞斜常发生在耳痛及耳部疱疹之后,并在疱疹消失后仍持续存在,较一般的耳面瘫恢复时间为长。少数患者口眼㖞斜可发生于耳部疱疹之前。

2.眩晕、耳鸣、耳聋

眩晕、耳鸣、耳聋为一组症状,常同步出现,多发生于严重的耳带状疱疹患者,患者可出现剧烈的旋转性眩晕,伴恶心呕吐,为典型的梅尼埃病,眩晕前后可出现耳鸣、听力急剧下降,呈重度感音神经性聋。一般来说,眩晕、耳鸣、耳聋常出现于口眼㖞斜之后,眩晕可持续数天或1周以上,听力下降通常不易恢复。

四、诊断与鉴别诊断

(一)检查

1.血常规

检查患者血液中淋巴细胞计数增多。

2.血流变学检查

红细胞沉降率可增快。

3.面神经检查

患耳同侧出现重度周围性面瘫,需要进行面神经损伤程度、面神经变性程度的一系列神经电生理检查,包括面神经电图(2～3周内)、面肌电图(2～3周后)等,以及面神经损伤部位确定:流泪试验、味觉试验、镫骨肌支反射、颌下腺流量测定等。

4.听力学检查

纯音听阈测试显示为感音神经性耳聋,一般为轻中度。

5.前庭功能检查

平衡障碍,眼球震颤。红外视频眼震电图显示患侧前庭功能减退。

6.增强磁共振成像检查

可见面神经,尤其是膝状神经节部位长 T_2 信号。

(二)诊断要点

根据患侧耳痛、耳部皮肤疱疹、周围性面瘫,伴耳蜗及前庭症状以及血清抗体检查结果,即可明确诊断。

(三)鉴别诊断

本病的疱疹多发生在耳郭及其周围,与外耳湿疹的好发部位相同,应注意鉴别:本病的主要症状为耳痛,局部皮疹如针头大小,密集成簇,色红,破溃后渗液少;而外耳湿疹的主要症状为耳部瘙痒,局部皮损多为水疱,渗流黄色脂水较多。

五、针灸治疗

(一)毫针刺法

实证宜针,常用穴位有翳风、曲池、合谷、阳陵泉、太冲、血海等,面瘫加刺颊车、下关,每天 1 次,留针 30 分钟。有助于止痛、促进痊愈和面神经功能恢复。在急性期(1～2 周)不宜用强刺激。

(二)穴位注射

用得宝松注射液 1 mL 加 2％利多卡因 4 mL,取患侧夹脊穴,配阿是穴,每穴注药 1～2.5 mL,10 天为 1 个疗程,或用穴位注射结合针灸治疗,丹参注射液 2 mL 与维生素 B_{12} 1 mL,混合为 3 mL,在阿是穴、太冲、阳陵泉注射 0.5～1 mL;针灸用局部围刺,足三里、曲池、大椎、内关、支沟常规针刺,用泻法,得气后留针 30 分钟。穴位注射、穴位割治、激光照射等治疗方法,适宜于急性发作期轻、中度患者的施治;慢性持续期、缓解期亦可实施。

(三)灸法

1.艾灸

采用艾条回旋灸法局部熏灸,在皮损部位及其周围皮肤处,同时点燃 2 支艾条作广泛性回旋灸,以患者感觉灼烫但能耐受为度,灸治时间每次约 30 分钟,据皮损面积大小酌情掌握。每天 1 次,7 次为 1 个疗程。

2.灯草灸

灯心草性甘、淡,微寒,归心、肺、小肠经,具有清心除烦、利水通淋之功;生菜油在民间以其祛外邪、清心火的作用而常用于刮痧,其与灯心草共用于灸法而获祛邪解毒、清热除湿之效。用灯心草围灸法治疗,选取皮损部位水疱群上、下、左、右、中间五处穴位的正常皮肤,局部常规消毒后,灯心草蘸少许生菜油,点燃后,垂直对准患处的周围及中间点快速按下,即可听到"啪"的声响,皮肤如有溃破者可涂阿昔洛韦软膏外用。

3.隔蒜灸

隔蒜灸可提高机体免疫力,具有消肿、止痛、拔毒的功能。采用隔蒜灸加围刺的方法,将独头大蒜切 0.3～0.4 cm 厚,上用针刺小孔,艾叶搓成绒状,做成艾炷,蒜片放于疼痛患处,上置艾炷,点燃,当皮肤感觉灼热不能忍受时,可移动,每片蒜上灸 3 炷。针灸局部围刺,针尖刺向病灶中心,施捻转泻法,留针 30 分钟,10 天为 1 个疗程。

六、其他特色疗法

热敷、理疗、面部按摩等在急性期可采用温热疗法、磁疗或电磁疗法、超短波或微波、激光、红外线照射和直流电药物离子导入等辅助治疗。恢复期可采用物理治疗如肌肉按摩及训练。面肌痉挛者可用镁离子导入、痉挛肌肉运动点阻滞疗法,如注射苯酚溶液、肉毒杆菌毒素等。

第四节　神经性耳鸣

一、概述

神经性耳鸣(neurological tinnitus,NT)又称感音神经性耳鸣,是指人们在没有任何外界刺激条件下所产生的异常声音感觉,患者主观感受到耳内或者颅内有声响的一种感觉,类似一种嘶嘶声、嗡嗡声或蝉鸣声。听力障碍者耳鸣发生率高于其他人群,通常能引起烦躁、焦虑和抑郁,严重影响患者的日常生活和身心健康。此病在临床上属于常见病、多发病,现代医学手段对神经性耳鸣缺乏确切有效的临床疗效,是临床难治病之一。

二、病因病机

耳鸣的病因主要为饮食不节、睡眠不足、压力过大等导致脏腑功能失调,病机有虚有实,实者多因风邪侵袭、痰湿困结或肝气郁结,虚者多因脾胃虚弱、心血不足或肾元亏损所致。《素问·脉解》说:"阳气万物盛上而跃,故耳鸣也。"

(一)风邪侵袭

寒暖失调,风邪乘虚而入,侵袭肌表,使肺失宣降,风邪循经上犯清窍,与气相击,导致耳鸣。

(二)痰湿困结

嗜食肥甘厚腻,痰湿内生,困结中焦,致枢纽升降失调,湿浊之气上蒙清窍,引起耳鸣。

(三)肝气郁结

肝喜条达而恶抑郁,情志不遂,致肝气郁结,气机阻滞,升降失调,导致耳鸣;肝郁日久可化火,肝火循经上扰清窍,亦可导致耳鸣。

(四)脾胃虚弱

饮食不节,损伤脾胃,或劳倦过度,或思虑伤脾,致脾胃虚弱,清阳不升,浊阴不降,宗脉空虚,引起耳鸣。

(五)心血不足

劳心过度,思虑伤心,心血暗耗,或大病、久病之后,心血耗伤,或气虚心血化源不足,皆可导致心血不足,不能濡养清窍,引起耳鸣。

(六)肾元亏损

恣情纵欲,损伤肾中所藏元气,或年老肾亏,元气不足,精不化气,致肾气不足,无力鼓动阳气上腾,温煦清窍,导致耳鸣。

三、临床表现

(一)临床特征

耳鸣就是本病的临床特征。但有时患者所说的耳鸣未必就是真正的耳鸣,必须根据耳鸣的定义去判断患者所描述的情况是不是耳鸣。确认耳鸣必须符合耳鸣定义的两个条件:一是有声感,二是无声源。

1.有声感

耳鸣必然是患者听到了一种响声,若无响声必然不是耳鸣。耳鸣的声感可从响声特点及响声出现的部位两个方面去把握。

(1)耳鸣的响声特点:耳鸣的响声具有无节奏、单调乏味及持续性三个特点。①无节奏。耳鸣都是没有任何节奏的连续不断的响声,有节奏的响声一般都是有声源的,需要与耳鸣加以区别。②单调乏味。耳鸣的响声均为单调乏味、没有任何意义的,被患者描述为蝉鸣声的最多,其次还可被描述为吹风声、流水声、电流声、机器轰隆声、电视无台声、蚊子叫声、沙沙声、咝咝声、嗡嗡声、唧唧声等,多数为一种响声,也有部分患者出现两种甚至数种响声的,对于数种响声者,往往以一种响声为主。③持续性。有临床意义的耳鸣多表现为持续鸣响,持续时间至少在 5 分钟以上,有些很短暂的一过性鸣响大多没有临床意义,可以忽略。耳鸣可以呈间歇性出现,也可以不间断地一直持续存在,以后者为多见。

(2)耳鸣出现的部位:耳鸣可以出现在耳中、颅内、颅外、空中等四个部位。

①耳中鸣响。患者自觉鸣响的部位在耳中,这是临床上最为常见的,占60%左右,可以出现在一侧耳中(左、右耳出现的概率大致相似),也可以出现在两侧耳中。②颅内鸣响。患者自觉鸣响在头部中央,或偏于一侧,这种情况有时也称为"颅鸣"或"脑鸣",颅内鸣响与耳中鸣响的机理是一样的,属于同一种疾病的不同表现形式,颅内鸣响占耳鸣患者的20%左右。③颅外鸣响。患者自觉鸣响声出现在头颅表面的某个区域,如后枕部、颞部、头顶部、前额部等,这种情况占耳鸣患者的10%左右。④空中鸣响。患者自觉耳鸣的响声在身体周围的空中,有些患者能准确地描述出响声的部位,如头顶3米左右的距离等,也有些患者不能描述响声的准确部位,只知道响声不在头颅内而在身体以外。空中鸣响占耳鸣患者的10%左右。

2.无声源

患者听到了一种或数种鸣响声还不能确定就是耳鸣,必须在与患者进一步的沟通中确定没有产生这种鸣响的声源才能最终确认耳鸣。

有声源的响声与无声源的响声,人的感觉是完全不同的。由于有声源的声音有固定的频率和强度,患者可以清晰地描述出这种响声的特点。但耳鸣的响声是没有声源的,也就是说没有一种客观的声音所必须具备的可以测量出来的固定频率和强度,所以患者实际上很难清晰地描述出这种响声,这大概是大多数中国患者习惯于将耳鸣描述为蝉鸣声,而西方的患者却习惯于将耳鸣描述为铃声的原因之一,患者不知道如何描述自己的耳鸣,只好采取大多数人的说法来形容这种响声,其实,被描述为"蝉鸣声"并不意味着这些"蝉鸣声"都是一样的,如果仔细与患者沟通,很多患者便不再描述为蝉鸣声了。如果患者只是在某种特定的环境里才听到耳鸣声(如电流声、唧唧声等),需要特别注意排除"假耳鸣",因为这种特殊的环境里很可能有产生这种响声的声源而被患者忽略,即患者所听到的响声实际上是由客观声源发出来的。

(二)主要伴随症状

耳鸣作为一种疾病,主要有两类伴随症状:一类是由耳鸣所继发的症状,另一类是常与耳鸣并存的症状。

1.由耳鸣继发的症状

听到耳鸣的响声,不同的人会有不同的反应,大多数人对这种响声不以为意,若没有继发的症状,这类耳鸣者往往不会寻求医疗帮助。大约有20%的耳鸣者对耳鸣的响声会产生困扰,因而产生失眠、心烦、焦虑、抑郁、注意力不集中等症状,影响正常生活、学习和工作,其中以影响睡眠最为常见。耳鸣产生了以上继发症状中的一种或数种,这是将耳鸣作为一种疾病诊断的必备条件之一。

2.与耳鸣并存的症状

经常与耳鸣并存的症状主要有听力减退、眩晕、声敏感、耳胀闷等。

(1)听力减退:耳鸣的患者中约 2/3 伴有听力减退。由于耳鸣伴随听力减退的比例较高,因此很多耳鸣患者误以为耳鸣的响声干扰了听觉,以致听不清别人讲话,这是很多患者对耳鸣产生困扰的原因之一,也是耳鸣与耳聋容易混淆的原因之一。

(2)眩晕:耳鸣的患者中约 1/3 伴有眩晕,这种眩晕多为自觉天旋地转且伴随恶心呕吐,一般在眩晕发作前耳鸣会明显加重,眩晕过后耳鸣会减轻。

(3)声敏感:声敏感是对正常人可以接受的外界声音出现不适反应的一种现象,耳鸣的患者中伴有声敏感的比例相当高,占 40%～60%。声敏感可以表现为听到外界某些声音后出现耳内回响,这种回响常常被患者错误地当成了耳鸣。一般来说,耳鸣均为在安静环境下比较明显,在有声的环境下耳鸣声被掩盖而减轻,如果患者描述为在某些声音环境中耳鸣加重,应考虑伴有声敏感。由于耳鸣患者伴随声敏感的比例相当高,因此需要区分患者的主要困扰来自耳鸣还是来自声敏感。

(4)耳胀闷:耳内胀闷堵塞感是耳鸣患者经常伴随的症状之一,这种耳内胀闷感可以出现在耳鸣的同侧,也可以出现在对侧;单侧耳鸣者可以出现单侧耳胀闷,也可以出现双侧耳胀闷。大约 1/3 的耳鸣患者可伴随耳胀闷感。

四、诊断与鉴别诊断

(一)检查

合理评估耳鸣的严重程度,对于治疗决策及评价治疗效果都具有重要意义。耳鸣是一种主观感觉,没有任何检查方法可以检测到耳鸣是否存在,不同的人对耳鸣的反应完全不同。耳鸣的这种主观特性决定了评估其严重程度不能依赖于某个客观检测指标,只能根据耳鸣的特点,从与患者的详细交流所获得的信息中进行评估。一般可采用耳鸣评价量表(tinnitus evaluation questionnaire,TEQ)来评估耳鸣的严重程度,即根据与患者交流所获得的以下 6 项指标进行综合分析,做出评估。

1.耳鸣出现的环境

耳鸣的特点一般是在安静环境下较明显,在有声的环境中容易被掩盖,但程度较重的耳鸣即使在嘈杂的环境下也可以听到。因此,询问患者耳鸣仅出现在安静环境,还是在一般环境,或是在任何环境下(包括车水马龙的大街上)都能听到,可以对耳鸣的严重程度有一个初步估计。

2.耳鸣持续的时间

有些耳鸣是持续性的,经年累月从不间断,也有些耳鸣是间歇性的,后者又有间歇时间长短的区别。从耳鸣的持续时间上可以对其严重程度做一个区分,毫无疑问,持续性耳鸣较之间歇性耳鸣更严重。

3.耳鸣对睡眠的影响

在耳鸣给患者造成的一系列影响中,对睡眠的影响是最容易发生的,由于睡眠需要一个安静的环境,耳鸣往往又在安静的环境下最明显,因而最容易干扰睡眠,而睡眠不足反过来又加重耳鸣,形成恶性循环。所以询问患者的耳鸣是否对睡眠造成了影响以及影响的程度,可以从一个侧面区分耳鸣的严重程度。

4.耳鸣对情绪的影响

耳鸣常常影响患者的情绪,例如导致恐惧、忧郁、焦虑、困惑、紧张、心烦等,对于不同心理素质的人其影响程度是不同的,有些人长期耳鸣却若无其事,而有些人觉得耳鸣令其难以忍受,寝食难安。因此,询问患者对耳鸣是否感到烦扰或担心,是评估耳鸣严重程度不可忽视的重要指标。

5.耳鸣对生活和工作的影响

耳鸣常常给患者的生活和工作带来各种不良影响,例如使注意力难以集中、影响听别人的言语、影响阅读和思考等,其影响的程度在不同的人是完全不同的,有些人尽管长期耳鸣,但可能对生活和工作没有任何影响,而另一些人则影响的程度很大,最严重的可能根本无法工作。所以了解患者的耳鸣对生活和工作是否造成了影响以及影响的程度,可以从另一个侧面评估耳鸣的严重程度。

6.患者自己对耳鸣的总体感受

耳鸣的主观特性决定了在评估严重程度时决不能忽视患者自己的总体感受,包括患者体验到的耳鸣响度以及由耳鸣引起困扰的程度。实际评估时,这个指标可以借鉴评估疼痛严重程度中普遍采用的 VAS 法进行打分。以上 6 项耳鸣严重程度评估指标的评分标准见表 2-1。

表 2-1　TEQ 及评分标准

评估指标	0分	1分	2分	3分
1.什么环境下可听到耳鸣?	无耳鸣	安静环境	一般环境	任何环境
2.耳鸣是持续性还是间歇性?	无耳鸣	间歇时间大于持续时间	持续时间大于间歇时间	持续性耳鸣
3.耳鸣是否影响睡眠?	无影响	有时影响	经常影响	总是影响

续表

评估指标	0分	1分		2分		3分	
4.耳鸣是否影响情绪？	无影响	有时影响		经常影响		总是影响	
5.耳鸣是否影响工作/学习？	无影响	有时影响		经常影响		总是影响	
6.患者觉得耳鸣有多严重？	0	1	2	3	4	5	6

根据以上6项指标的总评分,将耳鸣的严重程度分为五级。Ⅰ级:1~6分。Ⅱ级:7~10分。Ⅲ级:11~14分。Ⅳ级:15~18分。Ⅴ级:19~21分。

(二)诊断要点

(1)有耳外伤史,爆破强烈震动等噪声接触史,使用过耳毒性药物等。

(2)耳内有鸣笛样、吹风样等声响,影响睡眠质量、生活工作等,甚者出现焦虑、抑郁、烦躁等。

(3)外耳道和鼓膜,无实质性异常。

(4)听力正常或者有不同程度的感音神经性聋。

(三)鉴别诊断

做出耳鸣的诊断之前,需要与幻听、体声、声敏感、听力减退、生理性耳鸣、症状性耳鸣等进行鉴别。

1.幻听

幻听与耳鸣的共同特点是没有声源的情况下却听到了响声,只是响声的内涵完全不同:一种为有意义的响声,如讲话声、唱歌声、音乐声等;另一种为单调乏味、没有任何意义的响声。前者为幻听,后者为耳鸣(表2-2)。

表2-2　耳鸣与幻听的鉴别要点

鉴别要点	耳鸣	幻听
相同点	无声源的情况下听到了响声	
不同点	单调乏味的响声	有意义的响声,如音乐、言语等

2.体声

体声也是听到了一种无意义的响声,但这种响声是有声源的,声源来自自己的身体,如耳周围血管的搏动、肌肉的痉挛颤动、关节的活动、耳中液体的流动等,这种响声均有一定的规律,如血管搏动产生的响声有与脉搏节奏一致的节奏感,头部肌肉、关节活动或耳中液体的流动产生的响声大多与头部的活动状态有关,由于存在声源,故可被别人听到;而耳鸣的特点是没有节奏的,且多与头部活动状态无关，由于无声源，故只能自己听到而不能被别人听到。

过去有将体声视作耳鸣的一个类型而称为"客观性耳鸣"或"他觉性耳鸣"者，将真正的耳鸣称为"主观性耳鸣"。由于体声存在声源，不符合耳鸣定义中的两个条件，"客观性耳鸣"或"他觉性耳鸣"这样的名称容易混淆耳鸣的概念。耳鸣与体声的临床表现、发病原因、治疗原则都是完全不同的，属于两种不同的疾病，不宜作为一种疾病下的两种类型来对待，故应予以鉴别（表 2-3）。

表 2-3　耳鸣与体声的鉴别要点

鉴别要点	耳鸣	体声
共同点	听到了无意义的响声	
有无声源	无声源	有声源
节奏感	持续不间断的响声	有一定节奏的响声
他觉性	别人无法听到	别人可以听到
与动作的关联性	一般与头部动作无关	与头部动作有关联

3. 声敏感

声敏感的主要表现是对正常的外界声音产生了不适反应。"正常的外界声音"有两条标准来界定：一是过去自己可以接受而现在不能接受的声音；二是大多数人可以接受而患者不能接受的声音。"不适反应"有多种表现，如听到某些声音后出现耳内回响、刺痛、胀闷、头痛、头昏、心烦等，大多数患者在外界声音停止后不适反应迅速消失。

声敏感与耳鸣的症状非常相似，都是对响声感到不舒服或心烦。区别：前者对客观存在的外界声音感到不适，后者对无声源的响声感到不适。声敏感可以单独存在，也可以与耳鸣同时存在，故需要仔细询问给患者造成最大困扰的究竟是声敏感还是耳鸣。一般来说，外界声音可以使耳鸣减弱或掩盖，故鉴别声敏感与耳鸣最简单的方法是询问患者在安静的环境下较为舒适还是在有声的环境下较为舒适？如果愿意待在安静的环境下，说明患者的主要困扰是声敏感；如果愿意待在有声的环境下，说明患者的主要困扰是耳鸣。耳鸣与声敏感的鉴别要点见表 2-4。

表 2-4　耳鸣的声响与声敏感的区别

鉴别要点	耳鸣	声敏感
共同点	对声响感到不适	
基本表现	对无声源的响声感到不适	对外界客观存在的声响感到不适

鉴别要点	耳鸣	声敏感
持续时间	持续存在	外界声音停止后症状消失
喜好	有声环境	安静环境

4.听力减退

耳鸣与听力减退的表现完全相反:前者是听到了挥之不去的声响,后者是听不到该听到的声音。这两个相反的症状本来是不需要鉴别的,但是,临床实际情况却是很容易混淆两个症状。由于耳鸣患者很多合并有听力减退,患者常常误认为耳鸣的响声干扰了听觉,故听不见该听到的声音,如果耳鸣的响声消除了,就应该能听见该听到的声音了。故这种情况下尽管主要的困扰来自听力减退,但患者所诉说的困扰却是耳鸣。

实际上,听不清讲话多是由于听力已经减退,而不是耳鸣这种响声的干扰,没有听力减退的耳鸣患者,在排除注意力不集中的情况下,一般不会觉得听不清讲话,因为耳鸣的响声与外界客观存在的响声是完全不同的(表2-5),故单纯耳鸣的响声不可能干扰正常听觉。

表 2-5　耳鸣的声响与外界声音的区别

鉴别要点	耳鸣的声响	外界的声音
共同点	有声响的感觉	
有无声源	无声源	有声源
能否描述	无法清楚描述	可以清楚描述
频谱范围	单调,范围窄	范围宽,富于变化
音量	很小,通常≤10 dB SL	舒适听觉的音量:30～40 dB SL
掩盖	易被外界声音掩盖	不易被耳鸣声掩盖

医师在与耳鸣患者交流的过程中,首先需要区分的就是:患者的困扰来自对耳鸣这种响声的厌烦,还是听不清该听到的声音。这是两个不同的问题,不宜混为一谈,尤其是在耳鸣合并听力减退的情况下,更需要区分患者最大的困扰究竟是耳鸣还是听力减退。

5.生理性耳鸣

生理性耳鸣指没有临床意义,也不需要临床干预的耳鸣。需要与有临床意义的耳鸣进行鉴别。生理性耳鸣主要见于两种情况:一过性耳鸣;极其安静时才听到的耳鸣。

（1）一过性耳鸣：一过性耳鸣指耳鸣一闪而过，持续时间大多在1分钟以内（最多不超过5分钟），且不再重复出现，这种情况下一般都不需要理会。

（2）极其安静时才听到的耳鸣：有些耳鸣仅在极其安静的环境下、很注意集中精力去听时才能听到，且对睡眠、情绪等均无影响，在通常的环境下听不见耳鸣，这种情况可以视为生理性耳鸣。

6.继发性耳鸣

耳鸣有时是某些已知疾病的症状之一，有时可以单独作为一种疾病。什么时候应视为其他疾病的症状，什么时候应视为一种独立的疾病，这是需要加以区分的。很多疾病可以出现耳鸣，如耵耳、脓耳、耳胀等，如果可以确定耳鸣与这些已知疾病有关联，应将耳鸣视为这些疾病的症状之一（西医称为"继发性耳鸣"），不必另行诊断。如果不能确定耳鸣与已知疾病是否有关联，则应将耳鸣单独视为一种疾病进行诊断。

五、针灸治疗

（一）毫针刺法

1.适应证

耳鸣患者，能配合针刺者。

2.操作方法

局部取穴与远端取穴相结合，局部取耳门、听宫、听会、翳风为主，每次选取两穴。风热侵袭者，可加外关、合谷、曲池、大椎；肝火上扰可加太冲、丘墟、中渚；痰火郁结可加丰隆、大椎；气滞血瘀可加膈俞、血海；肾精亏损可加肾俞、关元；气血亏虚加足三里、气海、脾俞。实证用泻法，虚证用补法，或不论虚实，一律用平补平泻法，每天针刺1次。

（二）通三关针刺治疗

穴取耳门、听会、翳风；印堂、迎香；外金津、外玉液；合谷、足三里、三阴交、太溪。患者取平卧位，穴位常规消毒后，采用0.3 mm×40.0 mm一次性针灸针，耳门张口取穴，垂直进针0.5寸，翳风垂直进针1寸，施均匀提插、捻转手法，使酸、麻、胀感传至内耳为佳；印堂向下平刺进针1寸，迎香取双侧，向上斜刺0.3寸，施均匀捻转手法，使酸、麻、胀感传至鼻内为佳；外金津、外玉液（位于颌下部，当甲状软骨凹陷上1.5寸之点两侧平开0.3寸处，左为外金津，右为外玉液），向内上斜刺进针0.5寸，施均匀捻转手法，使酸、麻、胀感传至咽喉部为佳；外关、合谷、三阴交垂直进针0.8～1寸，足三里垂直进针1.5寸，均施提插捻转平补平泻法;太溪垂直进针 0.5 寸;留针 30 分钟,每天治疗 1 次,连续治疗 10 次为 1 个疗程,中间休息 1 天,共治疗 2 个疗程。

(三)耳穴压豆

1.适应证

耳鸣者排除外耳软骨炎、外耳疱疹、湿疹等外耳郭皮肤感染等疾病。

2.操作方法

选用肾、心、脾、外耳等穴。失眠多梦者,可加耳尖、神门穴;消化不良者,可加大肠、小肠穴。耳郭局部消毒,将王不留行籽贴附在 0.6 cm×0.6 cm 大小胶布中央,用镊子夹住,贴敷在选用的耳穴上。一般儿童、孕妇、年老体弱、神经衰弱者用轻刺激法。每天自行按压 3～5 次,每次每穴按压 30～60 秒,3～7 天更换 1 次,双耳交替应用。

六、其他特色疗法

耳鸣是患者体验到的一种声响,外界的声音对耳鸣的声响可起到干扰作用,利用这一特性进行的治疗,称为声治疗。耳鸣的声治疗主要有三种方法:掩蔽疗法、减敏疗法、音乐疗法。

(一)掩蔽疗法

某些外界特殊声音对某些类型的耳鸣具有暂时抑制的作用,称为残余抑制,这种残余抑制现象可利用听力计发出的各种不同频率的纯音或窄带噪声进行试验而得到证实。

掩蔽疗法即利用耳鸣的残余抑制现象而进行的一种声治疗。方法是在进行残余抑制试验的基础上,让患者听对其耳鸣有残余抑制作用的窄带噪声,音量在耳鸣的响度以上 10 dBSL,持续听 30 分钟左右,使耳鸣得到暂时减轻,从而暂时摆脱耳鸣的困扰。掩蔽疗法对于耳鸣干扰入睡者较为适合:临睡前半小时左右进行掩蔽治疗,使耳鸣暂时减轻,便于入睡。

(二)减敏疗法

对于残余抑制试验阴性者,可采用减敏疗法。方法是让患者处在外界有声音的环境下,使耳鸣被暂时弱化,从而暂时忘掉耳鸣的存在,消除对耳鸣的紧张。虽然外界的声音与耳鸣对患者而言都是响声,但患者通常认为外界的声音与自己无关,不会引起紧张,而耳鸣的响声在自己耳内或头颅,意味着自己的身体有毛病,容易引起紧张。实施减敏疗法的声音很多,如纯音听力计发出的白噪声、窄带噪声,电脑合成的各种声音,录制的自然界环境里的下雨声、海浪声、鸟叫声、风声等,可让患者在众多的声音中选择自己喜欢的声音,录制到方便携带的声音播放器中(如手机、MP3 等),音量调到患者感到最舒适、最自然的大小,不拘时听。

(三)音乐疗法

音乐是一种带有特殊意义的声音,除具有外界声音可弱化耳鸣的特点外,听到喜欢的音乐能使患者产生愉悦的心情,心情放松的情况下对耳鸣的治疗是有利的。音乐治疗可选择患者喜欢的古典音乐、通俗的民间音乐或歌曲,随时听取。也可采用五音疗法:根据中医传统的五音入五脏的理论,依中医辨证,在宫、商、角、徵、羽不同音调的音乐中选择合适的传统音乐或歌曲,使音乐在发挥以上各种声治疗效果的基础上,还能发挥调理脏腑的作用。

第五节 突发性聋

一、概述

突发性聋属中医学"暴聋"范畴,指的是突然出现的在数分钟、数小时或者3 天内原因不明的感音神经性的听力损伤,患者至少在相连 2 个频率出现听力降低超过 20 dB。近年来突发性聋发病率上升并趋向年轻化,已成为耳科常见病。根据听力损失累及的频率和程度,建议分为:高频下降型、低频下降型、平坦下降型和全聋型(含极重度聋)。①低频下降型:1 000 Hz(含)以下频率听力下降,至少 250、500 Hz 处听力损失≥20 dBHL。②高频下降型:2 000 Hz(含)以上频率听力下降,至少 4 000、8 000 Hz 处听力损失≥20 dBHL。③平坦下降型:所有频率听力均下降,250~8 000 Hz(250、500、1 000、2 000、3 000、4 000、8 000 Hz)平均听阈≤80 dBHL。④全聋型:所有频率听力均下降,250~8 000 Hz(250、500、1 000、2 000、3 000、4 000、8 000 Hz)平均听阈≥81 dBHL。因中频下降型突发性聋(听力曲线 1 000 Hz 处有切迹)在我国罕见,可能为骨螺旋板局部供血障碍造成 Corti 器缺氧损伤所致,多与遗传因素相关,目前暂不单独分型(可纳入低频下降型)。

二、病因病机

(一)风邪袭肺,邪闭耳道

风邪之性浮越,易侵人体上部器官。若肺卫不固,腠理疏松,则风邪乘虚而入,导致肺卫不和。邪客于肺,循经上扰茏葱,则茏葱为邪所蒙,司理听觉之功能失职,乃致暴聋。风邪亦常与寒邪、热邪兼夹而侵犯人体,风寒犯肺,肺气失宣;风热外袭,肺失清肃。两者皆可导致暴聋。

(二)肝胆火盛,上犯清窍

耳为肝胆经脉所辖,若情志不遂,气机失畅,肝胆气郁,上逆于头,可致清窍受蒙而暴聋失聪。若肝气郁结,久而化火,循经上扰耳窍,亦能致暴聋。

(三)痰火上扰,壅结耳窍

饮食不节,素嗜炙煿,或思虑过度,脾胃受伤,运化无权,津液不行,水湿内停,聚而为痰,痰浊阻滞,清阳不升,浊阴上蒙耳窍,乃致暴聋。痰湿久蕴,化热生火,痰火互结,痰借火势上壅耳窍,亦可致暴聋。

(四)气滞血瘀,经脉痞塞

心主血脉,寄窍于耳。若七情郁结,心气不舒,经气不行,气病及血,血行不畅,乃致瘀阻于耳窍脉络,则清窍闭塞,不能纳音,而致暴聋。耳之闻声,内归于脑,耳脑通路若有瘀滞,亦致暴聋不聪。

三、临床表现

本病多见于中年人,男女两性的发病率无明显差异。病前大多无明显的全身不适感,但多数患者有过度劳累、精神抑郁、焦虑状态、情绪激动、受凉或感冒史。患者一般均能回忆发病的准确时间(某月某日某时)、地点及当时从事的活动,约1/3患者在清晨起床后发病。

(一)听力下降

听力下降可为首发症状。听力一般在数分钟或数小时内下降至最低点,少数患者听力下降较为缓慢,在3天以内方达到最低点。听力损失为感音神经性。轻者在相邻的3个频率内听力下降达30 dB以上,而多数则为中度或重度耳聋。如眩晕为首发症状,患者由于严重的眩晕和耳鸣,耳聋可被忽视,待眩晕减轻后,方始发现患耳已聋。

(二)耳鸣

耳鸣可为始发症状。患者突然发生一侧耳鸣,音调很高,同时或相继出现听力迅速下降。经治疗后,多数患者听力虽可提高,但耳鸣可长期不消失。

(三)眩晕

眩晕约半数患者在听力下降前或听力下降发生后出现眩晕。这种眩晕多为旋转性眩晕,少数为颠簸、不稳感,大多伴有恶心、呕吐、出冷汗、卧床不起。以眩晕为首发症状者,常于夜间睡眠中突然发生。与梅尼埃病不同,本病无眩晕反复发作史。

(四)其他

部分患者有患耳耳内堵塞、压迫感,以及耳周麻木或沉重感。多数患者单耳发病,极少数可同时或先后相继侵犯两耳。

四、诊断与鉴别诊断

(一)检查

1.必须进行的检查

(1)耳科检查:包括耳周皮肤、淋巴结、外耳道及鼓膜等。注意耳周皮肤有无疱疹、红肿,外耳道有无耵聍、疖肿、疱疹等。

(2)音叉检查:包括林纳试验、韦伯试验以及施瓦巴赫试验。

(3)纯音听阈测试:包括 250 Hz、500 Hz、1 000 Hz、2 000 Hz、3 000 Hz、4 000 Hz 及 8 000 Hz 的骨导和气导听阈。

(4)声导抗检查:包括鼓室图和同侧及对侧镫骨肌声反射。

(5)伴有眩晕时,应进行自发性眼震检查,并根据病史选择性地进行床旁 Dix-hallpike 试验和/或 Roll 试验。

2.可能需要进一步完善的检查(应根据具体情况选择)

(1)其他听力学检查:如耳声发射、听性脑干反应、耳蜗电图、言语测听(包括言语识别阈和言语识别率)等。

(2)影像学检查:包含内听道的颅脑或内耳 MRI,应注意除外听神经瘤等桥小脑角病变;根据病情需要可酌情选择颞骨 CT 检查。

(3)实验室检查:血常规、血生化(血糖、血脂、同型半胱氨酸等)、凝血功能(纤维蛋白原等)、C 反应蛋白等。

(4)病原学检查:支原体、梅毒、疱疹病毒、水痘病毒、人体免疫缺陷病毒等。

(5)对伴有眩晕需要进一步明确诊断和治疗的患者,应根据其具体情况选择进行前庭和平衡功能检查。

注：对于有设备噪声或较强刺激声的检查（如 MRI、ABR 等），除因怀疑脑卒中等紧急情况而必须立即检查外，一般不推荐在发病 1 周内安排检查。

（二）诊断要点

（1）在 72 小时内突然发生的，至少在相邻的两个频率听力下降≥20 dBHL 的感音神经性听力损失，多为单侧，少数可双侧同时或先后发生。

（2）未发现明确病因（包括全身或局部因素）。

（3）可伴耳鸣、耳闷胀感、耳周皮肤感觉异常等。

（4）可伴眩晕、恶心、呕吐。

（三）鉴别诊断

1.梅尼埃病

突发性聋可能是梅尼埃病的早期症状。但梅尼埃病有反复发作病史，听力波动较大。发作前往往先有耳鸣，继而突发旋转性眩晕，伴恶心呕吐、出冷汗等症。初期以低频听力损失为主，听力损失一般较轻，发作过后听力可恢复正常，有重振现象。长期多次发作后，可呈感音神经性聋表现。纯音听阈图早期为上升型或峰型（峰值常位于 2 000 Hz 处），反复多次发作后，听力损失加剧，可变为平坦型或下降型，累及语言频率，导致患者语言识别率下降。

2.听神经瘤

起病缓慢，常单侧发病，大部分患者呈进行性听力减退，约 10% 的听神经瘤患者可以突发性聋形式发病，鼓室导抗图多为 A 型，部分患者的镫骨肌反射可引出，存在重振现象；可有颅神经受累及共济失调等症状。镫骨肌反射、耳声发射、ABR 测试等有助于本病与突发性聋的鉴别诊断，但确诊仍有赖于 CT 或 MRI 检查。

3.功能性聋

功能性聋又称精神性聋或心理性聋等，多表现为双侧全聋。若耳聋为单侧且突然发病者，易误诊为特发性突聋。多有其他神经精神症状。客观听力检查，如镫骨肌反射、耳蜗电图或 ABR 等多无异常发现。

五、针灸治疗

（一）毫针刺法

采取局部取穴与远端、辨证取穴相结合的方法，局部取穴以耳门、听宫、听会、翳风为主，轮流选用其中两穴；远端选取中脘、下脘、气海、关元、商曲、阴都等穴;辨证取穴则风邪外犯者加外关、合谷,肝火上炎者加太冲、太溪,痰火郁结者加丰隆、水道,血瘀耳窍者加膈俞、血海,气血亏虚者加脾俞、足三里等穴位,不论虚实,一律用平补平泻法,隔天 1 针。

(二)耳针法

1.主穴

翳风、耳门、听宫、听会、中渚、外关。风邪外犯证加风池、合谷穴;肝火上扰证加行间、丘墟穴;肝阳上亢证加丰隆、内庭穴;气滞血瘀证加胆俞、膈俞穴。

2.操作方法

穴位常规消毒后,患者取侧卧位或仰卧位,针具为直径 0.30 mm、长 25～50 mm 的一次性毫针,根据患者胖瘦及穴位的不同,采用不同长度的毫针。翳风、耳门、听宫、听会直刺,深 25～30 mm,以耳部酸胀为度;中渚、外关直刺,捻转或提插泻法,进针深度为 5～10 mm;风池向鼻尖方向斜刺,进针深度为 12～20 mm;合谷、行间、丘墟直刺,进针深度为 8～12 mm;丰隆、内庭直刺,进针深度为 20～25 mm;胆俞、膈俞向脊柱方向斜刺,进针深度为 8～12 mm。具体深度应根据患者的体型而定,要求局部有酸胀或麻电感,每 5 分钟行上述诸穴,留针30 分钟。中间行针 3 次,每天针刺 1 次。10 天为 1 个疗程。(图 2-1)

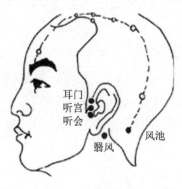

图 2-1　耳针取穴

3.注意事项

针刺耳前诸穴时,嘱患者张口至足够大,采用毫针垂直进针,顺骨缝针刺达到相应的深度,不进行提插捻转等,然后嘱患者缓慢地闭口,从而可以将对患者的危害减少至最小。

(三)耳穴压豆

以王不留行籽贴压患耳肾、肝、内耳、神门、皮质下等耳穴,每 4 天 1 次。

（四）穴位注射

以丹参注射液 1 mL 穴位注射,取患耳的耳门、听宫、听会任两穴,隔天 1 次。

（五）穴位敷贴

以吴茱萸粉温水调和后于睡前敷贴于双涌泉穴,每天 1 次。

六、其他特色疗法

（一）微创埋线

1.适应证

经内耳及头颅 CT 扫描排除颅内肿瘤及脑血管意外者,同意微创埋线治疗并签署知情同意书。

2.操作方法

（1）取穴:主穴取患侧耳门、听宫、听会、翳风;配穴取足临泣、中渚、太溪、肾俞,眩晕加百会。

（2）材料:选用一次性埋线针,型号为 9 号,线体选用聚乳酸羟基乙酸（PGLA）埋线线体。规格:2-0,长度 1 cm,每 10 天埋线 1 次,每 3 次为 1 个疗程。穴位皮肤常规消毒,将 PGLA 线体（1 cm）放入特制的 9 号一次性埋线针内,选取上穴后,右手持针管快速刺入皮下,刺入深度以所取穴位而定,一般以 2.0～2.8 cm 为宜,待患者针下有胀感时,右手推针芯,左手退针管,当针芯推尽后,快速拔出针管,PGLA 线体已植入穴位内,出针后按压针眼片刻,防止出血和皮下血肿出现。后用碘伏消毒针眼,3 天内避免接触水。个别患者埋线第 2 天出现局部肿胀,无须特殊处理,一般 3～5 天后消退。

3.疗法特点

微创埋线是在传统穴位埋线基础上发展起来的一种新的治疗方法,具有操作简便、创伤小、刺激强、作用持久、不良反应少等特点,通过调理人体脏腑、阴阳而达到预防和治疗疾病的目的。埋入线体材料后形成的长期、持续的刺激,能激发经气,并具有通经络、行气活血、扶正祛邪等作用;亦可减轻内耳动脉再灌注损伤,增强细胞缺氧耐受性,通过对大脑皮层听觉中枢进行再调整,达到提高残存听力功能的目的。

（二）导引法

1.鸣天鼓法

鸣天鼓法用于防治耳聋、耳鸣。《内功图说·十二段锦总诀》说:"左右鸣天鼓,二十四度闻""记算鼻息出入各九次,毕,即放所叉之手,移两手掌擦耳,以第二指叠在中指上,作力放下第二指,重弹脑后,要如击鼓之声,左右各二十四度,两手共弹四十八声,仍放手握固。"具体方法是:调整好呼吸,用两手掌心紧贴两外耳道口,两手示指、中指、无名指、小指对称地横按在后枕部,再将两示指翘起放在中指上,然后将示指从中指上用力滑下,重重地叩击脑后枕部,此时可闻洪亮清晰之声,响如击鼓(图2-2)。先左手24次,再右手24次,最后双手同时叩击48次。

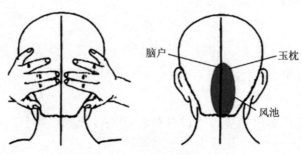

图2-2 鸣天鼓法

2.营治城郭法

以两手按耳轮,一上一下摩擦之,每次做15分钟左右。

3.鼓膜按摩法

《景岳全书》卷二十七说:"凡耳窍或损或塞,或震伤,以致暴聋或鸣不止者,即宜以手中指于耳窍中轻轻按捺,随捺随放,随放随捺,或轻轻摇动,以引其气,捺之数次,其气必至,气至则窍自通矣。"其法是用示指或中指插入外耳道口,使其塞紧外耳道,轻轻按压1~2秒,再放开,一按一放,如此重复多次。也可用示指或中指按压耳屏,使其掩盖住外耳道口,持续1~2秒后再放开,一按一放,有节奏地重复多次。按摩以后,耳堵塞感可暂时减轻或缓解。

第三章 鼻部常见疾病

第一节 变应性鼻炎

一、概述

变应性鼻炎(allergic rhinitis, AR)是特应性个体暴露于变应原后主要由免疫球蛋白 E(immunoglobulin E, IgE)介导的鼻黏膜非感染性慢性炎性疾病。国内外大量的流行病学调查显示,近年来 AR 的患病率显著增加,已成为主要的呼吸道慢性炎性疾病,给患者生活质量和社会经济带来严重影响。可参考中医鼻鼽进行辨证治疗。

鼻鼽一词早见于《黄帝内经》,在古代文献中又有鼽、嚏、鼽鼻、鼻流清水等别称。关于鼻鼽发作之病因病机,古代医家主要责之于肺、脾、肾三脏的亏虚,外邪侵袭,犯及鼻窍,壅塞津液出现的鼻塞、流清涕、喷嚏等症状。《素问心得·至真要大论》曰"少阴司天、客胜则鼽嚏",《太平圣惠方》有云"肺气通于鼻,其脏有冷,随气乘与鼻,故津液流涕,不能自收也",《素问·阴阳大象论》"(肾)气大衰,九窍不利,上实下虚,涕泣皆出矣"等文献,分别从不同角度论述了鼻鼽与环境变化、寒邪、虚损等关系。古今医家对鼻鼽之论述屡屡皆是,发病之因不外物虚实寒热,肺、脾、肾、肝各有侧重。中医传统治疗在其理论基础上有所差异。《备急千金要方》"涕出不止,灸鼻两孔与柱齐七壮"等记载比比皆是。

二、病因病机

鼻鼽内因多由脏腑虚损,正气不足,腠理疏松,卫表不固;外因多为风寒之邪或异气侵袭。寒邪束于皮毛,阳气无从泄越,故喷而上出为嚏,以驱除入侵的风寒邪气。本病发病与肺、脾、肾三脏密切相关,病因病机主要可概括为肺气虚寒、脾气虚弱、肾阳不足、肺经郁热等。

(一)肺气虚寒

肺主宣降,外合皮毛。肺气虚弱,卫表不固,腠理疏松,风寒乘虚而入,邪气停聚鼻窍,肺失清肃,肺气不宣,鼻窍不利而为鼻鼽。隋代《诸病源候论·卷二十九·鼻病候》列出"鼻涕候",指清涕量多,其认为清涕量多的病因病机在肺:"肺气通于鼻,其脏有冷,冷随气入乘于鼻,故使津涕不能自收。"

(二)脾气虚弱

脾为后天之本,脾气虚弱,化生不足,鼻窍失养,外邪从口鼻侵袭,抗邪无力,发为鼻鼽。《圣济总录·卷第一百八十》治疗小儿多涕,用人参汤、前胡汤、甘菊花汤,三方中均有人参,说明当时已开始重视脾气虚弱这一病机。不过,古代医家直言脾气虚弱导致鼻鼽这一病机者甚少。唯有《普济方·卷二十二·脾脏门·兼理脾胃附论》中用吴茱萸丸,大理脾胃,用以治疗鼻流清涕、嚏不止。

(三)肾阳不足

肾阳不足,则摄纳无权,气不归元,温煦失职,腠理、鼻窍失于温煦,外邪易侵犯鼻窍,发为鼻鼽。《普济方·卷二十二·脾脏门·兼理脾胃附论》提到本病补肾的重要性:"水旺则金旺,子能令母实,肺者肾之母。"对"嚏"与肾虚的关系,在《黄帝内经》有多处提及,如《素问心得·宣明五气》说:"肾为欠,为嚏。"《素问·刺禁论》说:"刺中肾,六日死,其动为嚏。"此外,《素问·阴阳应象大论》说:"年六十,阴痿,气大衰,九窍不利,下虚上实,涕泣俱出矣。"提出了肾虚鼻涕失制的病机。

(四)肺经郁热

肺经素有郁热,肃降失职,邪热上犯鼻窍,邪聚鼻窍,邪正相搏,肺气不宣,津液骤停,致喷嚏、流涕、鼻塞等,发为鼻鼽。金·刘完素在《素问玄机原病式·六气为病》中为鼻鼽做了注解:"鼽者,鼻出清涕也。"但他又认为,"肺热甚则出涕""或言鼽为肺寒者,误也"。此语反映了刘氏"火热论派"的特点。至于鼻鼽属热的机理,刘氏认为"寒伤皮毛,则腠理闭密,热极怫郁,而病愈甚也",这一机理可以认为是鼻鼽中郁热证候的病机。《素问玄机原病式·六气为病·火类》还解释喷嚏的含义:"嚏,鼻中因痒而气喷作于声也。"不过,刘氏认为喷嚏也多为火热证:"鼻为肺窍,痒为火化。心火邪热,干于阳明,发于鼻而痒,则嚏也。"刘氏还提出:"或故以物扰之,痒而嚏者,扰痒火故也。"根据这一句话,还可认为刘氏对过敏、刺激因素导致喷嚏已有所认识。

三、临床表现

变应性鼻炎的典型症状主要是阵发性喷嚏、清水样鼻涕、鼻塞和鼻痒。部分伴有嗅觉减退、头昏胀，记忆力下降、注意力不集中等症。

(一)喷嚏

每天数次阵发性发作，每次少则数个，多则数10个，常在清晨、遇风冷刺激或接触变应原后立刻发作。

(二)清涕

大量清水样鼻涕，有时可不自觉从鼻孔滴流而下。

(三)鼻塞

间歇或持续，单侧或双侧，轻重程度不一。

(四)鼻痒

大多数患者鼻内发痒，季节性患者可伴眼痒、耳痒和咽痒。发作时鼻黏膜苍白水肿，鼻道内可见大量清水样分泌物，间歇期鼻黏膜可为苍白、淡紫、暗红或正常。病程长者可并发鼻息肉。

四、诊断与鉴别诊断

(一)检查

1.皮肤点刺试验

使用标准化变应原试剂，在前臂掌侧皮肤点刺，20分钟后观察结果。每次试验均应进行阳性和阴性对照，阳性对照采用组胺，阴性对照采用变应原溶媒。按相应的标准化变应原试剂说明书判定结果。皮肤点刺试验应在停用抗组胺药物或激素类药物至少7天后进行，否则将影响试验结果，或致误诊。

2.血清变应原及特异性IgE检测

抽患者静脉血，做变应原检测，可以查出具体引起变态反应的吸入性物质比如尘螨，花粉等和食入性变应原如虾、蟹、牛奶等以及特异性IgE。确诊变应性鼻炎的变应原，需要结合临床表现病史、皮肤点刺试验，血清变应原及特异性IgE检测结果综合考虑。

3.鼻黏膜激发试验

鼻黏膜激发试验可采用抗原吸入法(粉剂)或滴入法(液体)进行，接触抗原15~20分钟后出现黏膜水肿和苍白，患者出现鼻痒，流涕，喷嚏等症状可即判为阳性反应。由于鼻黏膜激发试验导致患者变应性鼻炎症状发作而不适,故不作为常规检查方法。

(二)诊断要点

(1)阵发性鼻痒、连续打喷嚏、大量清水样鼻涕、鼻塞、嗅觉减退。

(2)发作期间可伴有暂时性耳鸣、听力减退、头痛或其他变态反应性症状,如哮喘、荨麻疹等。

(3)鼻分泌物涂片可见大量嗜酸性粒细胞。

(4)鼻腔检查发作期鼻黏膜苍白、水肿,以中、下鼻甲明显,鼻腔内有大量清水样分泌物。间歇期鼻腔黏膜恢复正常。

(三)鉴别诊断

常年性变应性鼻炎需与其他类型的非变应原性的常年性鼻炎相鉴别,见表 3-1。

表 3-1 不同类型常年性鼻炎的鉴别要点

鉴别要点	常年性变应性鼻炎	嗜酸性粒细胞增多性非变应性鼻炎	血管运动性鼻炎
病因	Ⅰ型变态反应	不清楚	血管反应性增多
鼻痒和喷嚏	+++	++++	+
鼻分泌物量	+++	++++	+
鼻涕倒流	+-	+-	++
鼻黏膜充血	-	-	++
鼻黏膜苍白	++	++	-
鼻黏膜水肿	+++	+++	+-
鼻分泌物嗜酸性粒细胞	+	+	
特异性皮肤试验	阳性	阴性	阴性
特异性 IgE	升高	正常	正常
个人及家庭病史	+	-	-
治疗	糖皮质激素、抗组胺药	糖皮质激素	减充血剂

五、针灸治疗

(一)毫针刺法

1.取穴

常规毫针刺法以辨病选穴为主,近部选穴与远部选穴相结合组成基础方。

局部取迎香、印堂,可直达病所,通利鼻窍;远端取风池、合谷、足三里,可疏风解表,调和气血。在此基础上,发作期重以对症配穴,缓解期重以辨证配穴,标本同治,可有效缓解鼻部及全身症状,减少复发频率。取穴:①主穴,迎香、印堂、风池、合谷、足三里。②辨证配穴:肺虚者配肺俞、太渊。脾虚者配脾俞、太白、气海。肾虚者配肾俞、关元、复溜。久郁化热者配曲池、大椎。③对症配穴:鼻塞重配上迎香、上星、四白;多涕配阴陵泉、三阴交;头痛、眼痒配通天、攒竹;咳嗽配列缺、天突、肺俞;喘憋配定喘、膻中;情志抑郁、少腹胀痛配肝俞、太冲。

2.操作方法

针刺迎香或上迎香,向鼻根部平刺 0.3～0.5 寸,得气后行平补平泻法,使鼻部有酸胀感;印堂,向鼻根方向平刺 0.8～1 寸,得气后行平补平泻法,使针感扩散至鼻尖部;风池,向鼻尖方向斜刺 0.8～1.2 寸,得气后行平补平泻法,使针感传向鼻根;上星,针尖向前额部平刺 0.5～0.8 寸,快速捻转,以产生针感为度;四白,直刺或微向上斜刺 0.3～0.5 寸,得气为度;列缺,用提捏进针法快速向上刺入,得气后捻转,使针感沿经脉循行向上传导最佳。余穴按照常规针刺方法进针、行针,得气后依"实则泻之,虚则补之"原则实施补泻。留针 20～30 分钟,期间行针1～2 次。虚证者可在足三里施予温针疗法。症状较重者可于双侧迎香加用电针,选择疏密波,15 Hz,电流强度 0.1～1.0mA,以患者能耐受为度,通电 20 分钟。可配合拔罐法治疗,取穴:发作期或缓解期均可配合神阙;表证明显者配合大椎、肺俞;病程较久者配合肺俞、脾俞、肾俞。疗程:每天 1 次或隔天 1 次,10 次为1 个疗程。注意事项:对于年老体弱,痛阈较低的人群选穴宜少,针刺宜轻,刺激量宜小;对于正在服用药物治疗的患者,根据症状缓解情况酌情减少药物用量,不宜突然停药。

3.适用范围

适用于各类或各期变应性鼻炎患者,应注意根据病情在主穴基础上,辨证配穴或对症配穴。

(二)透穴针刺法

透穴针刺法以近部取穴与远部取穴相结合,并依据原络配穴法组成处方,共奏祛风散寒、宣通鼻窍、调和气血、振奋清阳之效。现代研究表明,透穴针刺法可通过刺激鼻腔内自主神经恢复鼻黏膜自主神经功能失衡,亦可在一定程度上抑制和降低鼻腔内毛细血管的通透性,减少炎性渗出,抑制组织胺的形成和释放,从而缓解鼻部症状。

1.取穴

(1)主穴:印堂透鼻根、四白透鼻根、迎香透鼻根,列缺、合谷、风池。

(2)配穴:气虚配足三里、气海、百会;阴虚配关元、太溪;阳虚配肾俞、关元;血虚配血海、膈俞;风寒配风门、肺俞;风热配大椎、鱼际;痰热配丰隆、内庭。

2.操作方法

用毫针刺3组透穴,针尖朝向鼻根,要求鼻根部及鼻腔内产生强烈的酸困重胀感或流眼泪为准;合谷直刺,列缺向上斜刺,要求局部有酸麻重胀感;风池向对侧眼球方向刺入,使针感传向同侧眼球及鼻根;所有配穴均宜提插捻转使局部产生麻胀感为度。实证用泻法,虚证用补法。每次留针30分钟,期间行针1次。疗程:每天1次,10次为1个疗程,至少针刺2个疗程。

(三)温通针刺法

"温通针刺法"用于治疗各种疑难杂症的特色针刺手法。具有操作简便、感传明显等特点,该手法补泻兼施,能激发经气,并通过推弩守气,推动气血运行,使气至病所。运用"温通针刺法"治疗肺虚感寒型变应性鼻炎可祛寒逐邪、温通经脉、通利鼻窍,快速缓解症状。

1.取穴

(1)主穴:风池、迎香、印堂、肺俞、脾俞、手三里、足三里。

(2)配穴:眼痒者配太阳。咽痒者配利咽穴(大迎直下与廉泉穴相平)。

2.操作方法

风池穴取坐位用温通针刺法。温通针刺法的操作:左手示指或拇指紧按腧穴处,右手持针刺入穴内,针尖朝向病所,候气至,左手加重按压力量,右手拇指向前连续捻按9次,针下沉紧后连续重插轻提9次,拇指再向前连续捻按9次,使针尖顶着有感应的部位推弩守气,使针下继续沉紧,此时押手可明显感觉到经气冲动,紧按腧穴,以促使针感传至病所(在本治疗中指到鼻部),产生热感后守气1分钟,缓慢出针,按压针孔。手三里、足三里也用温通针法使针感沿经脉循行传导,守气1分钟,并留针。脾俞、肺俞用捻转补法,不留针;印堂、迎香、太阳、利咽用捻转法、平补法;印堂、迎香向鼻部方向平刺;利咽穴向咽喉方向斜刺。留针30分钟。

3.适用范围

本法适用于肺虚感寒型变应性鼻炎患者,应注意在主穴基础上酌情对症配穴。

(四)耳穴压豆

耳穴为神门、内分泌、内鼻、外鼻、肾上腺等。用王不留行籽埋穴,每次一周。

每次埋穴前每个耳部穴位均应用探针寻找最敏感的痛点为埋籽点,并嘱患者用指腹轻按籽丸,每天坚持按压4～5次,每穴2～3分钟。3天后更换用对侧耳穴,连续4周。(图3-1)

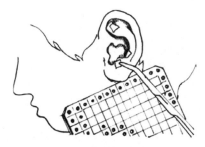

图3-1 鼻鼽耳穴贴压

取内鼻,具有益气固表、宣肺通窍的作用;肾上腺具有抗炎、抗过敏、增强机体免疫功能的作用。又因三伏天气候炎热,辅以辛温、走窜、通经兼平喘的药物,肺俞、肾上腺等耳穴贴压,能够减轻发作期症状,使"正气存内,邪不可干",从根本上治疗变应性鼻炎。按压耳穴肾上腺、内分泌,通过调节神经-内分泌系统,可激发体内非特异性防御反应,广泛动员机体内各种免疫因素,调动机体抗御病邪的主观能动性,从而恢复健康。变应性鼻炎患者多数在耳穴内鼻区有敏感点,按压这些敏感点能使治疗效果更佳。

(五)火针配合闪罐

(1)取穴:印堂、迎香、上星、合谷。

(2)操作方法:穴位局部常规消毒后,手持消毒好的细火针,在酒精灯上将针体前端2/3烧至发红,然后迅速对准穴位点刺,深度可至皮下。症状较轻者点刺后立即将针提离穴位,症状较重或病程较长者可将针在穴位处停留数秒。然后取神阙穴,用闪罐法连拔4～5次,再留罐3～5分钟,以皮肤潮红为度。隔天1次,5次为1个疗程。共治疗3个疗程。

(六)穴位贴敷

1.一般穴位贴敷

穴位敷贴的常用药物为白芥子、干姜、细辛等,常用穴位有大椎、天突、足三里、肺俞、脾俞、风门等。具体应用如冬病夏治方:白芥子30 g,延胡索、甘遂、细辛、丁香、白芷各10 g,研粉备用。临用时以姜汁调成糊状,涂纱布上,撒适量肉桂粉,贴穴位,或代温灸膏。穴位可选用大椎、肺俞、膏肓、肾俞、膻中等,上午贴,保留4小时以上,每周1次,连续3次为1个疗程。

2.伏九贴

伏九贴是指在三伏天或三九天实施穴位敷贴的一种疗法。三伏天为一年中气温最高的时候。三伏贴是针对一些经常在冬季寒冷的季节发作,而到了暖和的季节才缓解的慢性疾病,在夏季的三伏天进行敷贴治疗,以减轻冬天的发作,从而缓解整体病情的一种治疗方法。一般在农历的一伏、二伏、三伏中各选择一天,采用特制中药药膏贴敷特定穴位,共3次,每次2~3小时,这就是中医学"冬病夏治"的原理。治疗变应性鼻炎,根据中医"春夏养阳"的理论,夏季是变应性鼻炎相对缓解期,这时人体阳气得天阳相助,在穴位所贴药物更易发挥辛香、逐痰、通经作用,从而达到温阳利气、祛散伏寒、调整机体免疫功能的作用,增强身体抗病能力,预防在冬季发作,或减少发作。三九天为一年中天气最寒冷的时候,也是新的一年阳气从封藏到始生的时节,予以温阳通络的药物外敷有助于新的一年阳气的生发,所谓"三九补一冬,来年无病痛"。此时实施穴位贴敷称为"三九贴"。"三九贴"一般在农历的一九、二九、三九中各选择一天,采用特制中药药膏贴敷特定穴位,共3次,每次2~3小时。

中医的穴位敷贴尤其强调在"三伏""三九"这两个特定的时令进行,总称为"伏九贴敷疗法"。两者遥相呼应、相辅相成,共同发挥疏利经络、扶正祛邪、调整机体免疫功能的作用,有助于协调阴阳,平衡脏腑,增强体质,减少疾病的发生。

六、其他特色疗法

(一)滴、涂鼻法

多数方剂均选用辛散通窍的药物,如紫苍油滴鼻:取紫草、苍耳子(打碎)各30 g,麻油或花生油浸过药面5小时。文火煎至苍耳子焦黄,去渣,以油滴鼻。风热证者,可加双黄连注射液、板蓝根注射液等,用生理盐水稀释后滴鼻,每天3~4次。可用鹅不食草干粉,加入凡士林,制成药膏,涂入鼻腔,每天2~3次。或用干姜适量,研末,蜜调涂鼻内。

(二)吹、塞鼻法

常用辛散通窍,或清热解毒的药物粉剂吹入鼻腔内,常用的如用碧云散或鹅不食草干粉,或荜拨粉少许吹(喷)鼻,每天3~4次,适用于鼻黏膜苍白者。可用细辛膏,棉裹塞鼻。

(三)贴鼻法

用鼻炎膏每晚睡前贴于鼻部。

(四)嗅鼻法

可用白芷、川芎、细辛、辛夷共研细末,置瓶内,时时嗅之。

(五)熏鼻、雾化吸入法

用内服中药蒸汽吸入鼻腔,或据证选用辛温通窍或辛凉通窍的药物煎煮熏蒸吸入治疗,每天1~2次。或用柴胡注射液、鱼腥草注射液、板蓝根注射液等药物经超声雾化吸入或蒸汽雾化吸入鼻腔,每天1次。

(六)发疱疗法

用斑蝥炒酥,研粉过筛装瓶备用。取1 cm² 大的胶布中间剪黄豆大孔,贴于内关或印堂穴,暴露穴位,置入少许斑蝥粉,再以胶布覆盖24小时后去胶布,可见穴位表皮上有水疱,不必处理。待水疱自行吸收后,再贴第二次、第三次。

(七)按摩导引法

《杂病源流犀烛》曰:"先擦手心极热,按摩风府百余次,后定心以两手交叉紧抱风府,向前拜揖百余次,俟汗自出,勿见风,定息气海,清坐一香,饭食迟进,则效矣"。现代对于本病的按摩疗法有宣肺通络法、开窍行气法、醒脑泻浊法、指针法等。

1.足反射区按摩

鼻,按摩5分钟左右。相关反射区:肾上腺、垂体、甲状腺、副甲状腺、生殖腺、扁桃体、喉食管气管及胸部淋巴管、脾、大肠,每区按摩30秒左右。

2.经穴按摩

点按迎香2分钟,推五脏200下,推六腑200下,推背5分钟,捏脊9次,弹拨素髎200下。

3.激光治疗

采用多频道激光治疗仪,将激光探头放入双侧鼻腔,采用非接触性照射,每次5~8分钟,5次为1个疗程。激光理疗无痛、无热效,便于小儿及老人接受。

4.超声波治疗

超声波鼻炎治疗仪由功率源、治疗头、循环水装置3个部分组成。焦距为5 mm,频率5~15 MHz,治疗头输出功率1~4档可调,治疗时间每次0~300秒,连续可调。

第二节 急 性 鼻 炎

一、概述

急性鼻炎是由病毒感染引起的鼻黏膜急性炎性疾病,俗称"伤风""感冒"。四季可发病,但冬春季更为多见。症状包括鼻塞、流涕、发热等,病程通常在7～10天。成人通常平均每年感染2～5次,儿童每年可发病6～10次(学龄儿童平均高达每年12次)。而由于免疫系统的退化,老年人每年有症状的感染增加。

根据本病的临床表现,一般将其归类于中医学中的伤风鼻塞。古代医家对本病的论述多散载于"鼻塞""中风""感寒""伤风""感冒"等病症范围内。《素问·五常政大论篇》:"大暑以行,咳嚏、鼽衄、鼻窒"。说明气候变化而致鼻塞不通。《伤寒论》:"太阳中风,阳浮而阴弱。阳浮者,热自发,阴弱者,汗自出。啬啬恶寒,淅淅恶风,翕翕发热,鼻鸣干呕者,桂枝汤主之"。《全生指迷方》:"若其人洒淅恶寒,欲厚衣近光,隐隐头痛时重,鼻窒塞,浊涕如脓,咳嗽,动则汗出或无汗,甚则战栗,此由寒中于外,或由饮冷伤胃,内外合邪,留而不去,谓之感寒"。《伤寒标本心法类萃·伤风》:"伤风之证,头痛项强,肢节烦疼,或目痛、肌热、干呕、鼻塞、手足温、自汗出、恶风,其脉阳浮而缓,阴浮而弱,此为邪在表"。《仁斋直指方》首次提出"感冒"一词。首次提出"伤风鼻塞"一名始见于《世医得效方》:"茶调散治伤风鼻塞声重,兼治肺热涕浊。"对该病从临床特点到治疗方法都有详尽论述,实为本病治疗提供了理论依据。

二、病因病机

本病多由感受风邪所致,多发生于气候变化、寒暖失常之时,初起以风寒居多,常易寒郁化热;亦可直接因风热之邪引起。

(一)外感风寒

肺开窍于鼻,外合皮毛,若起居不慎、寒暖不调,或过度疲劳,致腠理疏松、卫表不固,风寒之邪外袭皮毛,内犯于肺,肺失宣降,风寒之邪壅塞鼻窍而为病。

(二)外感风热

风热之邪,从口鼻而入,首先犯肺,或风寒之邪束表,郁而化热犯肺,致肺气不宣,风热上犯,鼻失宣降而为病。

三、临床表现

潜伏期为 1～3 天。整个病程可分为 3 期。

(一)初期

初期(前驱期)数小时或 1～2 天。鼻内有干燥、灼热感或异物感,痒感,少数患者眼结膜亦有异物感,患者畏寒,全身不适。鼻黏膜充血、干燥。

(二)急性期

急性期 2～7 天,此期出现鼻塞,逐渐加重,频频打喷嚏,流清水样鼻涕伴嗅觉减退,说话时有闭塞性鼻音,还可能出现鼻出血;同时全身症状达到高峰,如发烧(大多为低热),倦怠,食欲减退及头痛等,如并发急性鼻窦炎则头痛加重。鼻黏膜弥漫性充血、肿胀,总鼻道或鼻腔底部充满水样或黏液样分泌物。由于大量分泌物的刺激和炎性反应,鼻前庭可发生红肿、皲裂。

(三)恢复期

恢复期清水鼻涕减少,逐渐变为黏液脓性,合并细菌感染时,鼻涕为脓性,全身症状逐渐减轻。如无并发症,7～10 天后可痊愈。而鼻黏膜的纤毛输送功能一般在 8 周左右方能完全恢复。小儿体内缺少各致病病毒的相关抗体,易患本病。小儿患病时,全身症状较成人严重,多有发烧,倦怠,甚至高烧,惊厥。常伴有较明显的消化道症状,如呕吐,腹泻等。合并腺样体肥大时,鼻塞比一般重,妨碍吮奶,患儿哭闹不已。

四、诊断与鉴别诊断

(一)检查

1.急性鼻炎的基本检查
(1)前鼻镜检查。
(2)鼻窦 CT 检查明确有无并发鼻窦感染。

2.急性鼻炎的进一步检查
(1)鼻腔分泌物涂片检测致病菌。
(2)鼻腔分泌物细菌培养＋药敏。
(3)必要时病毒检查,需特殊培养、分离与鉴定。

(二)诊断要点

(1)发病前可能有接触急性鼻炎患者、受凉、过度疲劳等病史。

（2）自觉咽干、四肢倦怠、头胀痛、发热及全身不适。

（3）鼻内干燥、烧灼和发痒感。打喷嚏，流大量清涕，鼻塞，嗅觉减退。

（4）鼻黏膜弥漫充血肿胀，有大量水样或黏液样分泌物（后期可为脓性）。

（三）鉴别诊断

诊断根据患者病史及鼻部检查，不难确定诊断，但应注意是否为其他传染病的前驱症状。此病应与急性鼻窦炎、鼻部白喉及变应性鼻炎相鉴别。

1.急性鼻窦炎

急性鼻窦炎多位于一侧，白细胞计数增多，局部疼痛和压痛，前鼻孔镜检有典型发现。

2.鼻白喉

鼻白喉具有类似症状，但鼻腔内常流血液，且有假膜形成，不难鉴别。

3.变应性鼻炎

变应性鼻炎有变态反应发作史，无发热，鼻黏膜肿胀苍白，分泌物呈清水样，其中嗜酸性粒细胞增多。

五、针灸治疗

（一）毫针刺法

1.治法一

（1）取穴：主穴为迎香、合谷。发热配大椎、曲池；头痛配印堂、太阳。

（2）操作方法：取坐位，患者头后仰。迎香成15°角向四白方向透刺，合谷直刺0.5～1寸，均用捻转刮针手法。急性鼻炎和急性鼻窦炎可间歇行针15～30分钟，5～10分钟行针一次；慢性患者用短促行针法。每天针1次。急性鼻炎针至痊愈为止；慢性鼻炎可5～7次为1个疗程，疗程间隔1～2天，症状消失后，仍须间日1次，继续治疗3～5次以巩固疗效。

2.治法二

（1）取穴：囟会、绝骨。

（2）操作方法：以上2穴均隔姜片（约3毫米厚）灸之，艾炷如枣核大，灸至姜片呈灰褐色为止，一般需灸4～5壮，每天灸1次。先灸囟会3～5次，无效时，再换绝骨。

3.治法三

以循经取穴与局部取穴相结合为主，用毫针浅刺。外感风寒者应以祛风寒、散表邪为主，用泻法；并可用灸法。外感风热者应以疏风散热，清肃肺气为主，用泻法。针刺取穴主要有迎香、印堂、鼻通、攒竹、风池、上星、合谷等。每次取穴3～5个,用泻法,留针15～30分钟,每天或隔天一次。

(二)耳针法

耳针法常用内鼻、肺、神门、肾上腺、内分泌、皮质下等耳穴。每次取穴3～5个,行耳穴针刺,或压穴法。

(三)灸法

灸法多用于外感风寒证。灸法多以温热悬灸为宜,以温经散寒,解表通窍。常用灸穴为百会、肺俞、迎香、印堂等,每次取穴1～2个,用艾卷温灸。每天1～2次,每次20～30分钟。

六、其他特色疗法

(一)药物滴鼻

选用0.02％呋麻滴鼻液,0.5％～2％麻黄素滴鼻液,滴鼻宁或柴胡注射液等滴鼻。每次每侧鼻孔1～2滴,每天3～4次,以消除鼻内肌膜肿胀,利于通气引流。

(二)超声雾化吸入法

选葱白滴鼻液、柴胡注射液或银黄注射液10 mL加2％麻黄素3 mL、注射用水20 mL,做超声雾化吸入,每次15～20分钟,每天2次。

(三)按摩疗法

用手指轻轻按摩太阳穴(双侧)及鼻之两旁至皮肤发热,每天2～3次。

第三节　慢性鼻炎

一、概述

慢性鼻炎是鼻黏膜及黏膜下层的慢性炎症。其主要特点是炎症持续3个月以上或反复发作,迁延不愈,间歇期亦不能恢复正常,且无明确的致病微生物,伴有不同程度的鼻塞,分泌物增多,鼻黏膜肿胀或增厚等障碍。本病的发病率较高,无年龄差异,在地域上西北地区发病率高与气候干燥相关性较大。据本病的主要症状是鼻塞、涕多、嗅觉减退，相当于中医的鼻窒。鼻窒一名，首见于《素问·五常政大论篇》。《素问玄机原病式》曰："鼻窒，窒，塞也"，又曰"但见侧卧上窍通利，下窍窒塞"，指出了鼻窒的主要症状特点。《太平圣惠方》中多处有"鼻塞不闻香臭""鼻塞不通，常有涕"的记载，尤其突出了一个"常"字，来证实本病是一个旷日持久的慢性病，同时说明在宋代之前，对慢性鼻炎就有了准确的认识。本节主要探讨的是慢性单纯性鼻炎和慢性肥厚性鼻炎。

慢性单纯性鼻炎是鼻黏膜由于局部性、全身性或环境性因素所致的可逆性炎症。主要病理改变为鼻黏膜自主神经功能紊乱，黏膜血管扩张，通透性增高；血管和腺体周围有以淋巴细胞和浆细胞为主的细胞浸润；黏液腺功能活跃，分泌物增多。主要症状表现为鼻塞流涕。

慢性肥厚性鼻炎多由慢性单纯性鼻炎发展而来，以鼻黏膜、黏膜下甚至骨质的局限性或弥漫性增生肥厚为特征。

二、病因病机

本病多为脏腑虚弱，邪滞鼻窍所致。多因素体肺脾虚弱，伤风鼻塞反复发作，或因鼻窍邻近病灶或自身的异常累及其功能所致。也可因邪气久滞，肺经蕴热致发病。

(一)肺脾气虚

肺卫不足，或久病体弱，肺气耗伤，肺失清肃，邪毒留滞鼻窍。或饮食劳倦，病久失养，损伤脾胃，水湿失运，浊邪滞留鼻窍而为病。《灵枢·本神》曰："肺气虚则鼻塞不利少气。"《济阳纲目》曰："因卫气失守，寒邪客于头面，鼻亦受之，不能为用，是不闻香臭矣。"《东垣试效方·卷五·鼻门》曰："夫阳气、宗气者，皆胃中生发之气也。其名虽异，其理则 。若因饥饱劳役损伤，脾胃生发之气即弱，其营运之气不通上升，邪害空窍，故不利而不闻香臭也。"

(二)肺经蕴热

伤风鼻塞失治误治，迁延不愈，浊邪伏肺，久蕴不去，肺经蕴热，失于宣降，熏蒸鼻窍，肌膜肿胀，鼻窍不通而为病。《医学入门·卷四》亦曰："鼻塞须知问久新……久者，略感风寒，鼻塞等证便发，乃肺伏火邪，遇甚则喜热恶寒，故略感冒而内火便发。"《医碥·卷四杂症·鼻》曰："鼻塞，一由脑冷而气化液，下凝于鼻；(如天冷呵气成水也。脑暖立通。)一由气热蒸涕壅塞。固矣，乃极力去其涕，而仍不通者，则窍之外皆涕液之所浸淫，肌理胀满，窍窄无缝故也。"又曰："若平日常常鼻塞，不闻香臭，或值寒月，或略感风寒即塞者，乃肺经素有火郁，喜热(热则行散,故喜之)恶寒,故略一感寒即发。"

(三)气滞血瘀

素体虚弱,或伤风鼻塞失治,邪毒久犯,正虚邪滞,气血不行,浊邪久滞,壅阻鼻窍,气滞血瘀而为病。古人没有明确提出本证型,但近现代医家多提出本病与"瘀"有关,如有学者提出"瘀血滞积,鼻甲以血瘀而充血郁血,致体积肥厚,充盈满腔,长期不退不消不缩小"。

三、临床表现

(一)鼻塞

鼻塞是慢性鼻炎的主要症状。单纯性鼻炎引起的鼻塞呈间歇性和交替性,平卧时较重,侧卧时下侧较重。平卧时鼻黏膜肿胀似与颈内静脉压力有关,斜坡位与水平位呈 20°时,静脉压几乎等于 0;<20°时静脉压相应增加,静脉压增加对健康的鼻黏膜无太大影响,但患有鼻炎者则可引起明显的鼻塞症状。侧卧时下侧的鼻腔与同侧邻近的肩臂的自主神经系统有反射性联系。安静时鼻塞加重,劳动时减轻,是因为劳动时交感神经兴奋,鼻黏膜收缩所致。此外,慢性单纯性鼻炎患者鼻黏膜较正常鼻黏膜敏感,轻微的刺激使可引起明显的反应而出现鼻塞症状。慢性肥厚性鼻炎的主要症状也为鼻塞,但程度较重,呈持续性,轻重不一,单侧阻塞或两侧阻塞均可发生。鼻黏膜肥厚、增生,呈黯红色,表面不平,呈结节状或桑葚样,有时鼻甲骨也肥大、增生,舒缩度较小,故两侧交替性鼻塞并不常见,严重时,患者张口呼吸,严重影响患者的睡眠。

(二)嗅觉障碍

慢性鼻炎对嗅觉的影响较小,鼻黏膜肿胀严重阻塞嗅裂或中下鼻甲肿大使鼻腔呼吸气流减少可以引起呼吸性嗅觉减退或缺失;若长期阻塞嗅区,嗅区黏膜挤压致嗅区黏膜上皮退化或并发嗅神经炎时,则有感觉性嗅觉减退或缺失。

(三)鼻涕

慢性单纯性鼻炎鼻涕相对较多,多为黏液性,继发感染时可为黏脓性或脓性。慢性肥厚性鼻炎鼻涕相对较少,为黏液性或黏脓性。

(四)头痛

鼻黏膜肿胀堵塞窦口可以引起负压性头痛;鼻黏膜发炎时鼻黏膜的痛阈降低,如挤压鼻黏膜常可引起反射性头痛。此外,若中鼻甲肥大挤压鼻中隔,由于接触处的后方吸气时负压较高,使其黏膜水肿及形成瘀斑,这些局部改变对于敏感的人则可引起血管扩张性头痛。

(五)闭塞性鼻音

慢性鼻炎由于鼻黏膜弥漫性肿胀,鼻腔的有效横截面积明显减小,患者发音时呈现闭塞性鼻音。

(六)其他

1.继发鼻窦炎

慢性鼻炎影响鼻窦的引流功能,继发鼻窦炎。慢性鼻炎时鼻黏膜弥漫性肿胀,特别是中下鼻甲肥大对鼻窦的通气引流功能具有重要影响。中鼻甲是窦口鼻道复合体中重要的组成部分,首先中鼻甲位于鼻腔的正中位、窦口鼻道复合体的前部,像一个天然屏障保护着中鼻道及各个窦口,鼻腔呼吸的气流首先冲击中鼻甲;此外,中鼻甲存在丰富的腺体,是鼻腔分泌型抗体的主要来源,因此中鼻甲病变影响窦口的通气引流,继发鼻窦炎。此外,下鼻甲肥大不仅影响鼻腔的通气,而且可以造成中鼻道的狭窄,影响鼻窦的通气引流,继发鼻窦炎。

2.继发周围炎症

鼻涕流向鼻咽部可继发咽喉炎;若鼻涕从前鼻孔流出,可造成鼻前庭炎。若下鼻甲前端肥大明显可阻塞鼻额管,造成溢泪及泪囊炎;若后端肥大明显;突向鼻咽部影响咽鼓管咽口,可造成中耳炎。

四、诊断与鉴别诊断

(一)检查

慢性单纯性鼻炎双侧下鼻甲肿胀,呈暗红色,表面光滑、湿润,探针触诊下鼻甲黏膜柔软而富有弹性,轻压时有凹陷,探针移去后立即恢复;鼻黏膜对血管收缩剂敏感,滴用后下鼻甲肿胀即消退;鼻底、下鼻道或总鼻道内有黏稠的黏液性鼻涕聚集,总鼻道内常有黏液丝牵挂。而慢性肥厚性鼻炎鼻黏膜对1%麻黄碱棉片收缩反应差。

(二)诊断要点

根据症状、鼻镜检查及鼻黏膜对麻黄素等血管收缩剂的反应,诊断多无困难。

(三)鉴别诊断

鼻内镜检查及鼻窦CT能全面了解鼻腔鼻窦的结构及有无解剖变异和鼻窦炎。全面衡量结构、功能与症状的关系,正确判断病因及病变的部位,治疗才能取得较好的效果。慢性单纯性鼻炎和慢性肥厚性鼻炎鉴别要点见表3-2。

表 3-2　慢性单纯性鼻炎和慢性肥厚性鼻炎鉴别要点

	慢性单纯性鼻炎	慢性肥厚性鼻炎
鼻塞	间歇性(冬季、夜间、静坐时明显,夏季、白天、运动时减轻或消失),两侧交替性	持续性
鼻涕	略多,黏液性	多,黏液性或黏脓性,不易擤出
味觉减退	不明显	可有
闭塞性鼻音	无	有
头痛、头昏	可有	常有
咽干、耳塞闭感	无	可有
前鼻孔镜所见	下鼻甲黏膜肿胀,表面光滑,暗红色	下鼻甲黏膜肥厚,暗红色,表面光滑或不平,或呈结节状、桑葚状或分叶状,鼻甲骨可肥大
下鼻甲探针触诊	柔软,有弹性,轻压时有凹陷,探针移去后立即恢复	有硬实感,轻压时无凹陷,或虽有凹陷,但不立即恢复
对1%～2%麻黄碱的反应	黏膜收缩明显,下鼻甲缩小	黏膜不收缩或轻微收缩,下鼻甲大小无明显改变
治疗	非手术治疗	一般宜手术治疗

五、针灸治疗

(一)毫针刺法

主穴:迎香、印堂。配穴:百会、风池、太阳、合谷、足三里。每次取主穴加配穴 2～3 个,针刺,辨证施用补泻手法。

(二)耳针法

取鼻、内鼻、肺、脾、内分泌、皮质下等穴,用耳针针刺或用王不留行籽贴压耳穴。

(三)穴位注射

用生理盐水、地塞米松、普鲁卡因混合液或是转移因子注射液于迎香穴、鼻通穴进行穴位封闭治疗,隔天一次,7 次为 1 个疗程。

(四)灸法

对于肺脾气虚者,取迎香、人中、印堂、百会、肺俞、脾俞、足三里等穴,温灸。

127

六、其他特色疗法

(一)滴鼻法

滴鼻液主要成分为等质量的薄荷脑和樟脑,溶剂为液状石蜡,具有滋润及保护鼻腔黏膜作用外,还具有刺激鼻黏膜的细胞再生的作用以及防止鼻出血。用量:滴鼻,每次1~2滴,每天3~4次。

(二)吹鼻法

鹅不食草、樟脑、冰片研细末和匀,装瓶密封,每用少许吹鼻,每天3次。

(三)塞鼻法

冰片、白芷、赤芍、牡丹皮各适量,研细粉,和入适量凡士林,制成20%药膏,再将剪成合适大小的纱条搅入凡士林药膏中,取纱条塞入鼻腔,每次保持1小时以上,每天1次。

(四)嗅鼻法

用辛夷、细辛、薄荷制成一种新型的鼻腔嗅剂,通过患者鼻嗅的方式达到缓解鼻塞症状,有利于减轻鼻腔黏膜炎症。

(五)鼻腔冲洗法

将装有温生理盐水的灌洗桶悬挂于距患者头顶约1 m高度的吊架上,右手持橄榄头,塞入一侧前鼻孔,缓慢松开控制夹,冲洗中患者张口发"呵"音,使桶内的冲洗液缓缓冲入一侧鼻腔,由另一侧鼻腔流出,此时鼻内痂皮及分泌物随水冲出。

(六)下鼻甲注射术

用1%丁卡因进行下鼻甲黏膜表面麻醉,用细长7号针头自下鼻甲前端刺入黏膜下,沿下鼻甲游离缘直达后端,但不可刺破后端黏膜。边拔针边注射。针拔出后立即塞入棉片止血。注射剂量每侧1~2 mL。

(七)中药雾化吸入法

苍耳子、辛夷、白芷、防风、薄荷,每次取中药制剂30 mL,放入雾化吸入器做雾化吸入,每次30分钟,一天两次,连续2周。

(八)按摩

用中指尖,于掌心搓令极热,熨搓迎香二穴,可时搓时运,现代大多按摩两侧迎香穴,按摩到产生灼热,之后再按摩鼻翼,也使生热,并掐迎香穴,一般可掐

2～3分钟,中间稍歇2～3分钟,再掐再歇,5～6次为1个疗程,还可将两手拇指两节垂直弯曲,其他四指向掌面自然环屈成空心拳,环屈的示指紧压在拇指上,使拇指固定不摇摆,两拇指指甲相对方向,将拇指指甲上下搓鼻翼两侧。

(九)激光疗法

用氦-氖激光器等,照射患者鼻道区,每次5～10分钟,每天或隔天1次,5次为1个疗程。

(十)超短波理疗

应用波长为10～1 m的超高频交流电作用人体,以达治疗目的方法,国内有1种是手提式小功率(25～80 W)治疗机,输出电流为数安培,适用于小部位,浅层组织,特别是五官科疾病的治疗。

第四节　萎缩性鼻炎

一、概述

萎缩性鼻炎是一种发展缓慢,以鼻腔宽大、黏膜萎缩、伴有黄绿色脓痂及嗅觉障碍为主要表现的鼻腔慢性炎症。黏膜的萎缩性改变可发展到鼻咽、口咽、喉咽等部位。本病多发于青壮年,发病率女性高于男性,在发达国家已经日益少见,在发展中国家仍较多见。我国发病率也逐渐减少,但在贫困、边远地区仍较多见。根据本病的临床症状,可将其归为中医的鼻槁,又称鼻藁、鼻槁腊、臭鼻症等。鼻槁一词,最早见于《黄帝内经》。《灵枢·寒热病》中云:"皮寒热者,不可附席,毛发焦,鼻槁腊,不得汗,取三阳之络,以补手太阴。"《圣济总录》中曰:"夫小儿肺脏壅滞,内有积热,则令脑热也。又肺气通于鼻,主于涕,若其脏有热,则津液干燥,故令无涕也。"《难经》《金匮要略》及后世医著亦有"鼻槁"记载。明代《万氏秘传片玉心书》说:"鼻干者,心脾有热,上蒸于肺,故津液枯竭而结,当清热生津。"宋代《太平圣惠方》中提出了用桑根白皮散、木通散、犀角散内服和吹鼻散外治法,元代《世医得效方》中记载了百草霜末冷水调服治疗鼻槁的方法。后世医家也逐渐丰富了对本病的认识,并提出了各种内服和外治方药。

二、病因病机

(一)肺脏亏虚,鼻失滋养

肺为燥金之脏,若过食辛辣炙煿助阳生热之物,或吐利亡津,病后失养,致使气津亏损,无以上输,鼻失濡养,则黏膜枯槁而为病。或可因气候干燥,或屡为风热燥邪,熏蒸鼻窍,久则耗伤阴津,蚀及肌膜,以致鼻内干燥,黏膜焦萎。

(二)脾气虚弱、湿蕴生热

脾土为肺金之母,主运化水谷精微,若饮食失节,劳倦内伤,脾弱失运,气血精微生化不足,无以上输充肺而濡养鼻窍,肌肤失于濡养,兼以脾不化湿,蕴而生热,湿热熏灼,肌膜逐渐干萎。此外,肾为一身阴液之根,肾阴不足则肺津亦少,故肾阴亏虚也可致鼻失滋养而发病。

三、临床表现

(一)鼻及鼻咽干燥感

在吸入冷空气时,鼻及鼻咽干燥感症状更加明显,还伴有寒冷感。

(二)鼻塞

鼻塞与鼻内脓痂堆滞堵塞有关;没有脓痂,则与神经感觉迟钝有关,有空气通过而不能感觉到。

(三)头痛

头痛的部位常常在前额、颞侧或枕部,或头昏,多因为大量冷空气的刺激反射造成,或者伴发鼻窦炎之故。

(四)鼻内痛或鼻出血

鼻内痛或鼻出血多因鼻黏膜干燥破裂所致。

(五)嗅觉减退或者丧失

因为含气味的气味分子不能到达嗅区或者嗅区黏膜萎缩。

(六)呼气恶臭

因为臭鼻杆菌在鼻腔脓痂下繁殖生长,脓痂内的蛋白质腐败分解,而产生恶臭气味。也有学者认为是因为炎性细胞以及腺细胞脂肪发生变性,脂肪转变为脂酸,易于干燥,乃至产生臭味。妇女月经期臭味加重,绝经期则开始好转,但鼻腔黏膜没有好转。

(七)其他

鼻腔黏膜萎缩涉及鼻咽部,可能影响咽鼓管咽口,发生耳鸣和耳聋。涉及咽喉部则发生咽喉部干燥、刺激性咳嗽、声音嘶哑等症状。

四、诊断与鉴别诊断

(一)检查

本病行前鼻镜或鼻内镜检查,可见到以下几种情况。

1.鼻腔正常

部分患者可见到鼻黏膜及各鼻甲大小均正常,无明显异常表现。

2.鼻黏膜干燥

部分患者可见到鼻黏膜干燥变薄,容易出血,但鼻甲大小正常。

3.鼻黏膜萎缩

部分患者可见到鼻黏膜萎缩,鼻甲缩小,尤以下鼻甲为甚。由于鼻甲萎缩使得鼻腔变得宽大,有时可直接从前鼻孔望及鼻咽部,或见鼻黏膜表面大量黄绿色脓痂覆盖,清除痂皮后见黏膜糜烂出血。严重者因鼻腔覆满痂皮,取出时可呈筒状痂。

(二)诊断要点

诊断根据其主要表现为鼻内干燥,嗅觉障碍,头昏,头痛,严重者可闻及鼻气恶臭。检查见鼻黏膜干燥,鼻道宽大,鼻甲缩小,鼻道内积有黄绿色痂皮等特殊的症状体征。

(三)鉴别诊断

本病可伴有鼻塞、流脓涕的症状,应排除以下两种疾病。

1.慢性鼻炎

萎缩性鼻炎虽有时鼻腔宽大,但仍可有鼻塞的症状,亦有以鼻塞为主诉就诊者,故应与慢性鼻炎相鉴别。萎缩性鼻炎的鼻塞是一种假性鼻塞,即鼻腔实际上是通气的,但患者自觉鼻塞,原因是鼻黏膜干燥、萎缩或痂皮覆盖,致鼻黏膜表面感觉迟钝,感觉不到空气的进入而产生"鼻塞"的错觉,必定还有鼻内干燥的症状。慢性鼻炎的鼻塞是真正的鼻塞,是由于下鼻甲肿大使鼻腔的空间减小,以致空气进入鼻腔减少而产生鼻塞的症状,鼻窒的鼻塞有交替性、间歇性,甚至持续性的特点,一般无鼻内干燥感。

2.鼻窦炎

萎缩性鼻炎严重时出现鼻有脓涕的症状,应与鼻窦炎相鉴别。萎缩性鼻炎早期一般无流涕现象,仅在发展到后期严重时才会有脓涕,且有特殊的腥臭味,这种腥臭味只是别人可以闻到,患者自己由于嗅觉明显减退不能闻及,且同时还有鼻内干燥的症状。鼻窦炎最主要的症状是流大量浊涕,一般无特殊的腥臭味,亦无鼻内干燥感,常伴有鼻塞,检查鼻腔多见中鼻甲肿大或息肉样变,中鼻道或嗅裂有分泌物引流或息肉,一般无痂皮覆盖。

五、针灸治疗

(一)毫针疗法

治疗萎缩性鼻炎的常用穴位有迎香、印堂、足三里、肺俞、风池、合谷、肾俞、百会、上星、上迎香、攒竹、气海、列缺、大椎、太冲、风门、太渊、通天、关元等。肺气虚加合谷、列缺、太渊;脾气虚弱加足三里、三阴交、天枢;肾气亏虚加气海、关元、太溪。用平补平泻,每天 1 次,10 天为 1 个疗程。

(二)穴位埋线

取穴:迎香、印堂、合谷、大椎、肺俞;脾虚加脾俞,肾虚加肾俞。将羊肠线剪成 1～2 cm 若干段,迎香、印堂、合谷埋 1 cm 羊肠线,余穴埋 2 cm 羊肠线。取羊肠线从一次性埋线针前端穿入,后端插入针芯。操作者持针由进针点迅速刺入皮下,根据穴位需要的角度进针并保证得气,然后边推针芯边退针管,将羊肠线埋入穴位。针孔用创可贴覆盖 24 小时。穴位埋线每月 1 次,3 次为 1 个疗程,一般治疗 1 个疗程。

(三)穴位注射

常用穴位有迎香、印堂、足三里、肺俞、风门、肾俞、大椎、上星等穴。常用药物有当归注射液,或丹参注射液、维生素 B_{12} 等。可根据患者情况辨证取穴及选药。

患者取坐立位(选用上星、迎香时可卧位),选穴并局部消毒后,在患者呼气时将 4.5 号注射器针头垂直皮肤缓慢刺入,穴位直刺 5～15 mm,稍行提插手法得气后,每穴位注射由当归注射液,或丹参注射液或鱼腥草注射液、维生素 B_{12} 注射液、利多卡因注射液的混合液约 1 mL,出针时嘱患者吸气,将针迅速提至皮下,出针后按揉针孔。每 10 天 1 次,共 3 次。

(四)耳穴压豆

取内鼻、皮质下、肺、脾、肾、胃等,用王不留行籽贴压,每天按压 3～4 次,隔天换压,连续 1 周为 1 个疗程。

六、其他特色疗法

(一)中药熏蒸结合微波鼻腔照射

采用鱼腥草去腐生肌汤(鱼腥草、桃仁、红花、当归、赤芍等)进行熏蒸,输出功率调至患者感到鼻腔有轻度热感为宜,一般在 20~30 W 之间,照射时间一般 30 分钟,双鼻腔交替进行,每天 1 次,2 周为 1 个疗程。可疏松腠理,活血通络,对多种病毒、细菌有抑制作用,对萎缩性鼻炎有较好的疗效。

(二)涂鼻法

1.复方木芙蓉涂鼻膏

(1)药物组成:木芙蓉叶、地榆、冰片、薄荷脑。

(2)用法:复方木芙蓉涂鼻膏,适量涂于双侧鼻腔内,早晚各 1 次,连用 1 个月,结合鼻腔局部滴用复方麻黄素滴鼻剂及复方薄荷滴鼻剂,每天 3 次,其中复方麻黄素滴鼻剂连用不超过 10 天。

2.京万红软膏

用法:将其涂抹在鼻腔中的病变黏膜上。在治疗前需要让患者揖鼻,并且使用消毒棉签蘸京万红软膏涂抹在患者病变鼻腔黏膜中,一边涂抹药膏一边可以让患者轻轻地吸鼻,尽量让药膏完全性的黏附在鼻腔黏膜上,每天对患者实施 3 次的治疗,2 个月为 1 个疗程。

(三)滴鼻法

(1)润舒滴鼻油:炙黄芪、白芷、丹参、麦冬、百合、薄荷、麻油。

(2)用法:上药加吸收性明胶海绵颗粒调和备用。采取仰卧位,悬头使鼻部低于口咽部,鼻孔朝上,予润舒滴鼻油每侧鼻腔点药 2~3 滴,3~5 分钟后坐起,每天 3 次,连续用药 14 天。

(四)熏蒸法

(1)通窍方:蝉蜕、防风、石膏、苍耳子、鹅不食草、辛夷、细辛、黄芩、薄荷、乌梅各 10 g。

(2)用法:通窍方水煎后熏鼻,每次 15 分钟,每天 3 次,10 天为 1 个疗程,连续 2~3 个疗程。

(五)按摩疗法

每晚临睡前自行按摩迎香、合谷、印堂、鱼际、关元、足三里等穴,每天 2~3 个穴位。

第五节 鼻 窦 炎

一、急性鼻窦炎

(一)概述

急性鼻窦炎是鼻窦黏膜的一种急性化脓性炎症,常继发于急性鼻炎。急性鼻窦炎多由上呼吸道感染引起,细菌与病毒感染可同时并发,重者可累及骨质。所有人群均易发生急性鼻窦炎,低龄、年老体弱者更多见。该病影响患者的生活质量,可能会导致下呼吸道感染,严重者有可能引起眼眶、颅内并发症。

根据本病的临床表现,一般将其归类于中医学鼻渊病。中医对于本病的记载最早见于《黄帝内经》。《医学启蒙汇编》中曰:"胆移热于脑,则辛頞鼻渊","鼻渊者,浊涕流不止也"。由于古代没有鼻窦的概念,认为浊涕来源于脑,因此本病也有"脑崩""脑漏""脑渗""脑泻""历脑""控脑砂"等名称。如明·陈实功《外科大成》中曰:"鼻渊者,鼻流浊涕黄水腥秽是也。又名脑崩、脑漏。"从《黄帝内经》之后,历代医家对鼻渊病因、病机辨证施治等方面有了进一步的认识。如明·虞抟《医学正传》曰:"其或触冒风寒,始则伤于皮毛,而成鼻塞不能之候,或为浊涕,或流清涕,名曰鼻渊,此为外寒束内之证也。"明·李时珍《本草纲目》曰:"鼻渊流浊涕,是脑受风热。"说明风寒、风热均可导致。

(二)病因

外邪侵袭,是本病的主要发病原因。冷暖起居失调,或疲劳过度,外感风寒、风热,侵袭肺系,肺失清肃,邪聚鼻窍而为病。《医学入门·鼻》曰:"鼻窍乃清气出入之道。"鼻窍属于清窍,喜清恶浊。鼻又为多气多血之窍,鼻窦与鼻腔都必须保持清气流畅,多气多血鼻窍才清利通畅。《医林绳墨·鼻》曰:"鼻者,肺之窍。喜清而恶浊,盖浊气出于下,清气升于上,然清浊不分,则窍隙有所闭焉,为痈为痔、为衄为涕,诸症之所由也。"对于本病的病因,历代医家从《黄帝内经》的胆热学说,到明清时期逐渐发展完善,认识到肺热、湿热、外感风寒或风热均可发病。

1.肺经风热

风热邪毒,袭表犯肺;或风寒侵袭、郁而化热、风热壅遏肺经、肺失清肃,致使邪毒循经上犯,结滞鼻窍,灼伤鼻窦肌膜而为病。《素问·至真要大论篇》提出:

"少阴之复,懊热内作……甚则入肺,咳而鼻渊。"清·沈金鳌在《杂病源流犀烛》谓此病:"由风寒凝入脑户,与太阳湿热交蒸而成。或饮酒多而热炽,风邪乘之,风热郁不散而成。"因此,肺热是急性鼻窦炎的重要病因。

2.胆腑郁热

胆为刚脏,内寄相火,其气通脑。若情志不畅,喜怒失节,胆失疏泄,气郁化火,循经上犯,移热于脑或邪热犯胆,胆经热盛,上蒸于脑,伤及鼻窦,燔灼肌膜,热炼津液而为涕,迫津下渗发为本病。

3.脾胃湿热

素嗜酒醴肥甘之物,脾胃湿热内生。运化失常,清气不升,浊阴不降,湿热邪毒循经上犯,停聚窦内,灼损窦内肌膜所致。《医述》:"此证因酒醴肥甘,或火由寒郁,以致湿热上熏,津汁溶溢而下,离经腐败而作腥臭",说明肥甘厚腻及燥热之物亦可导致急性鼻窦炎。

(三)临床表现

因该病常继发于上呼吸道感染或急性鼻炎,故原症状加重,出现畏寒、发热、食欲减退、便秘、周身不适、烦躁不安、精神萎靡、嗜睡等,儿童可出现咳嗽、呕吐、腹泻等呼吸道及消化道症状。牙源性上颌窦炎、急性额窦炎者全身症状较急剧且严重。

1.局部症状

(1)鼻塞:因黏膜急性充血、肿胀,分泌物积蓄于鼻腔导致,多为患侧持续性鼻塞,若两侧同时罹患,可表现双侧持续性鼻塞。

(2)流脓涕:分泌物较多,呈黏脓性,难以擤尽,一些患者可出现涕中带血。厌氧菌或大肠埃希菌感染者,有恶臭脓涕(如牙源性上颌窦炎)。脓涕可后流至咽部和喉部,刺激局部黏膜,引起咽痒、恶心、咳嗽、咳痰等(如后组鼻窦炎)。

(3)头痛或局部痛:为本病最常见的症状。多因分泌物积聚、细菌毒素、黏膜肿胀刺激压迫神经末梢引起。通常前组鼻窦炎引起的头痛多发生在额部和颌面部,后组鼻窦炎引起的头痛多发生在颅底或枕部(图3-2)。各个鼻窦炎引起的头痛有不同的特点。①急性上颌窦炎:疼痛多位于眶上额部,可伴患侧颌面部或上列磨牙痛。头痛和局部疼痛的一般规律是:晨起时不明显,后逐渐加重,至午后最明显。②急性额窦炎:前额部疼痛,具有明显的周期性。头痛呈规律性发作,晨起后明显,渐加重,中午最明显,午后逐渐减轻,夜间可完全缓解。周期性疼痛的发生机制可能是:晚间睡眠时头部呈卧位,晨起后头部呈直立位,使晚间积蓄于窦内的脓液积聚于窦底和窦口,借重力和微弱的纤毛运动经窦口缓慢排出,在

135

这一过程中,窦内产生负压甚至真空,再加上脓性分泌物的刺激,故早晨出现"真空性头痛",午后其脓性分泌物逐渐排空,窦内负压消失,"真空"状态改善,故头痛缓解。③急性筛窦炎:内眦或鼻根处疼痛,程度较轻。前组筛窦炎的头痛有时与急性额窦炎相似,程度较轻。后组筛窦炎与急性蝶窦炎相似。④急性蝶窦炎:疼痛定位较深,多是颅底或眼球深部钝痛,可放射至头顶和耳后,有时也可引起枕部痛。疼痛也多晨起轻,午后重。

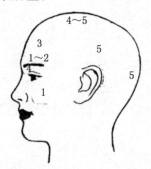

1.急性上颌窦炎;2.急性额窦炎;3.慢性额窦炎;

4.慢性筛窦炎;5.慢性蝶窦炎。

图 3-2　鼻窦炎所引起的头痛部位

(4)嗅觉改变:因鼻塞或分泌物阻塞嗅裂处而出现嗅觉暂时减退或丧失。

(5)耳部症状:少数患者出现耳鸣、眩晕或听力下降等症状,可见于少数蝶窦炎者。

2.体征

(1)局部红肿及压痛:前组急性鼻窦炎由于病变接近头颅表面,其病变部位的皮肤及软组织可能发生红肿,由于炎症波及骨膜,故窦腔在体表投影的相应部位可以有压痛。后组急性鼻窦炎由于位置较深,表面无红肿或压痛。

(2)鼻腔检查:急性上颌窦炎时,中下甲黏膜充血肿胀;急性额窦炎时,中鼻甲前端明显红肿,或息肉样变;急性筛窦炎时,中鼻甲和筛泡充血、肿胀;急性蝶窦炎时,鼻腔后半部和后鼻孔处黏膜急性充血。若鼻腔充满大量脓液,多提示来自上颌窦;中鼻道或下鼻道可见脓液者,多为前组鼻窦炎;后组鼻窦炎可见上鼻道或嗅裂有脓液。一侧鼻腔可见脓性分泌物有恶臭者,多提示为牙源性上颌窦炎。

(3)咽喉部检查:咽、喉部黏膜及其淋巴组织常见充血水肿,前组鼻窦炎可见脓液自咽侧壁流下;后组鼻窦炎可见脓液经鼻咽顶沿咽后壁流下。

(四)诊断与鉴别诊断

1.检查

(1)前鼻镜检查:鼻黏膜充血、肿胀,以中鼻甲和中鼻道黏膜为甚。前组鼻窦炎可见中鼻道积脓,后组鼻窦炎可见到嗅裂积脓。如鼻腔内有大量分泌物,应吸除干净后,用1%麻黄碱收缩鼻腔,检查其来源。如果患者检查前擤过鼻涕,中鼻道和嗅裂处的黏脓性或脓性分泌物可暂时消失,应体位引流后再检查。

(2)鼻内镜检查:用1%的麻黄碱或1%的丁卡因棉片,对鼻腔进行收缩和麻醉后,取不同视角的鼻内镜检查鼻腔各部,观察鼻道和窦口及其附近黏膜的病理改变:是否有黏膜肿胀、息肉样变,窦口鼻道复合体引流状态,各鼻窦自然开口有无阻塞或异常引流等。

(3)影像学检查:鼻窦CT扫描,是诊断鼻窦炎最直接和准确的方法。可清楚显示累及鼻窦范围、黏膜增厚及窦腔内积脓情况及解剖结构异常等。若没有CT设备,可行鼻窦X线卡瓦氏位片检查。

(4)上颌窦穿刺冲洗:急性上颌窦炎时,可在患者无发热和在抗生素有效控制下施行。观察有无脓液,若有,应做细菌培养及药物敏感试验,以利于进一步治疗。

2.诊断要点

(1)发病较急,鼻塞、流脓涕,可伴有头痛。

(2)鼻腔黏膜充血、肿胀,中鼻甲肿胀,中鼻道见有脓涕;或咽后壁见有脓性分泌物流下。

(3)鼻窦X线、CT检查示鼻窦内黏膜水肿,窦腔密度增高,或有液平面。

(4)发生于上颌窦者,进行上颌窦穿刺可抽出脓性分泌物。

3.鉴别诊断

(1)眶下神经痛:部位多较局限,与神经分布走向有关,无急性感染的局部与全身表现,鼻镜检查无典型体征,鼻窦CT片检查无异常改变。

(2)三叉神经痛:疼痛发生于该神经支配区域,来去突然,疼痛难忍,但鼻部和其他检查都呈阴性。

(3)眼部疾病:角膜炎、虹膜睫状体炎等可以引起与急性鼻窦炎相似的症状,但有眼部阳性体征可资鉴别。

(五)针灸治疗

1.毫针刺法

以迎香、攒竹、禾髎、印堂、阳白等为主穴,合谷、列缺、足三里、三阴交等为配穴。每次选主穴和配穴各 1~2 穴,每天针刺 1 次,7~10 天为 1 个疗程。

2.耳针法

取内鼻、额、上颌、肺、胃、肝、胆等穴,每次 2~3 穴,每天 1 次,留针 20~30 分钟,或用王不留行籽贴压。

3.穴位注射

选取体针穴位 1~2 穴,注入鱼腥草注射液、丹参注射液等,每穴 0.2~1 mL,隔天 1 次。

(六)其他特色疗法

1.滴鼻法

滴鼻法可选用滴鼻灵、鱼腥草液、葱白滴鼻液、鹅不食草液等滴鼻,每天 3~4 次。

2.体位引流

体位引流的目的是促进鼻窦内脓液的引流。如上颌窦可采取平卧式引流,因上颌窦自然口高而靠后,平卧时引流最好;额窦炎可取正坐位,使窦内脓液慢慢引流,可使头痛明显减轻;筛窦炎可取侧卧引流;蝶窦可伏案引流。急性鼻窦炎还可采用头低位引流,即患者取坐位,下肢分开,上身下俯,头下垂近膝,约 10 分钟后,即可有脓液流入鼻道。

3.熏鼻法

以芳香通窍、行气活血的药物,如苍耳子散、川芎茶调散等,加水 2 000 mL,煎至 1 000 mL,倒入容器中。先令患者用鼻吸入热气,从口中呼出,反复多次,待药液温度降至不烫手时,用纱布浸药液热敷印堂、阳白等穴位。每天早晚各 1 次,7 天为 1 个疗程。

4.负压置换疗法

用吸引器吸除鼻腔脓液,适用于儿童患者。患者擤去鼻涕,用 1% 麻黄素喷滴鼻腔,收缩鼻腔黏膜,患者取仰卧垂头位,张口呼吸,将氯霉素、泼尼松等药液滴入患者一侧前鼻孔,使药液能淹没所有的鼻窦开口。用与吸引器相连的橄榄头或气囊塞住患者滴药一侧的鼻孔,用手指按住对侧鼻孔,嘱患者连续均匀地发出"开、开、开"的声音,反复 6~8 次,即可使鼻腔和鼻窦腔在正负压力交替作用下,鼻窦内的负压低于和外界气压相等的鼻腔气压,药液进入鼻窦内,并吸出脓性分泌物,从而达到治疗目的。

5.物理治疗

局部红外线照射、超短波透热和热敷等物理疗法,对改善局部血液循环,促进炎症消退及减轻症状均有帮助。

6.上颌窦穿刺冲洗

在全身症状消退和局部炎症基本控制后,可行上颌窦穿刺冲洗。可每周冲洗 1 次,直至无脓液洗出为止。并可于冲洗后向窦内注入庆大霉素 80 000 U,地塞米松 5 mg,或双黄连粉针剂等。

7.穴位按摩

选取迎香、合谷,自行以指按摩。每次 5～10 分钟,每天 1～2 次。或用两手大鱼际,沿两侧迎香穴上下按摩至发热,每天数次。

二、慢性鼻窦炎

(一)概述

慢性鼻窦炎是指细菌感染鼻窦黏膜引起的化脓性炎症,以鼻流浊涕,鼻塞,头痛为主症的一种疾病。鼻窦是头骨和面骨中围绕鼻腔周围的一些含气的空腔,包括上颌窦、额窦、筛窦和蝶窦。鼻窦炎任何年龄均可发病,尤以青少年为多。5 岁以上儿童患者中男性多于女性,成年人中男女性别发病率无明显差异;常游泳、跳水及飞行者较多发。寒冷季节比其他季节多发,无明显地域性。

根据本病的临床表现,一般将其归类于中医学鼻渊病。

(二)病因

本病多由急性鼻窦炎失治误治或感冒反复发作引起。《灵枢·脉度》曰:"肺气通于鼻,肺和则鼻能知臭香矣。"鼻为呼吸之气出入之门户,故鼻窍通畅,呼吸之气出入畅利,则肺气通利;肺的经气通于鼻,鼻窍才能司呼吸而辨香臭。外邪侵袭,邪滞鼻窍,肺气失宣;或脏腑虚损,鼻窍失养,水湿痰浊上犯,停聚鼻窦而致鼻塞、流脓涕。其病机主要是痰浊、湿热内蕴,正气虚损,病变脏腑主要与肺、胃(脾)、肝、肾有关,是临床常见病、多发病之一。以肺为本,病久可累及脾(胃)、肝、肾,导致湿热内蕴或气阴两虚。

1.肺经蕴热

肺经素有蕴热,或热邪壅肺,肺失宣畅,邪热上攻,壅遏鼻窍,发为本病。明·张介宾《景岳全书》中曰:"鼻涕多者,多由于火,故曰:肺热甚则鼻涕出。"清·陈士铎《伤寒辨证录》中提出:"人有鼻塞不通,浊涕稠黏,已经数年……是肺经郁火。"

2.脾气虚弱

脾主运化,为升清降浊之枢纽,鼻渊日久,脾虚运化失健,气血精微生化不足,营气难以上布鼻窍,湿浊内生而为病。《素问·玉机真藏论篇》中说:"夫言脾为孤藏……其不及则令人九窍不通。"说明脾气亏虚,运化失常,则清窍失养而为慢性鼻窦炎。

3.肺气亏虚

久病体弱,或病后失养,而致肺气不足,卫表不固,易为邪毒侵袭,且又清肃不利,邪毒滞留鼻窍,凝聚于鼻窦,伤蚀肌膜而为病。隋·巢元方《诸病源候论》中谓:"肺主气而通于鼻,而气为阳,诸阳之气,上荣头面。若气虚受风冷,风冷客于头脑,即其气不和,冷气停滞,搏于津液,脓涕结聚,即鼻不闻香臭。"

4.肾阳亏虚

久病失养,以致肾阳亏损,摄纳无权,温煦失职,鼻窍鼻窦失养,则外邪、异气易侵,鼻涕渗漏不止而致慢性鼻窦炎。元·戴原礼《秘传证治要诀》亦指出:"有不因伤冷而涕多,涕或黄,或白,或时带血,如脑髓状。此由肾虚所生"。张介宾《景岳全书》则明确提出久病者"非补阳不可"的治疗法则:"凡鼻渊脑漏。虽为热证,然流渗既久者,即火邪已去,流亦不止,以液道不能扃固也。故新病者,多由于热,久病者,未必尽为热证。此当审察治之。若热用寒凉,未免别生他病。其有漏泄既多,伤其髓海,则气虚于上,多见头脑隐痛及眩运不宁等证。"孙一奎撰《赤水玄珠》亦云:"脑漏,有老人肾经虚寒使然者,用八味丸及暖肾之剂而愈"。

(三)临床表现

1.全身症状

轻重不等,有时可无。比较常见的为头昏、易倦、精神不振、记忆力减退、注意力不集中等。

2.局部症状

(1)流脓涕是主要症状之一。涕多,黏脓性或脓性,色黄或灰白色,有时可呈团块状,亦常有腥臭味。前组鼻窦炎者,鼻涕可从前鼻孔擤出;后组鼻窦炎者,鼻涕多从后鼻孔流入鼻咽部。牙源性上颌窦炎的鼻涕多带腐臭味。

(2)鼻塞是另一主要症状。多因为黏膜肿胀,鼻甲肿大,鼻内分泌物过多和/或伴有息肉形成阻塞通气所致。

(3)头痛或局部痛:一般无此症状,即使有头痛,也不及急性鼻窦炎严重,仅有局部钝痛或闷痛。头痛常有下列特点:①多有时间性或固定的部位,多为白天重、夜间轻,且常为一侧,如果为双侧者必有一侧较重;前组鼻窦炎者疼痛多在前额部,后组鼻窦炎者疼痛多在枕部。②休息、鼻内用减充血剂、蒸气吸入或引流改善、鼻腔通气后头痛可减轻。咳嗽、低头位或用力时由于头部静脉压升高可使头痛加重。吸烟、饮酒和情绪激动时头痛也加重。

(4)嗅觉改变：因鼻黏膜肿胀、息肉样变，脓涕阻塞嗅裂等所致，多表现为嗅觉减退、迟钝甚至丧失。多为暂时性，少数可为永久性。

(5)视觉障碍：较少见。主要表现为视力减退或丧失。多由后组筛窦炎和蝶窦炎，炎症累及视神经导致球后视神经炎所致。也可有其他视功能障碍如复视、眼球移位、眶尖综合征等。

(四)诊断与鉴别诊断

1.检查

(1)鼻腔检查：前鼻镜检查可以见到鼻黏膜慢性充血、肿胀，中鼻甲水肿或息肉样变，中鼻道狭窄或完全阻塞。前组鼻窦炎者脓液位于中鼻道，后组鼻窦炎者脓液位于嗅裂，或向下积蓄于鼻腔后段或流入鼻咽部。额窦炎者脓液多自中鼻道前段下流。怀疑鼻窦炎但鼻道未见脓液者，可用1％的麻黄碱收缩鼻黏膜后行体位引流，再行上述检查，有助于诊断。应用鼻内镜检查可以清楚地判断上述各种病变及其部位，并能发现前鼻镜不能窥视到的部位，如窦口黏膜形态、脓性引流的来源、窦口及其附近区域的微小病变等。

(2)口腔及咽部检查后组鼻窦炎者可见咽后壁有脓液或者干痂附着，牙源性上颌窦炎者同侧的上列第2双尖牙或第1、2磨牙有可能存在病变。

(3)影像学检查：鼻窦CT扫描，可清楚显示各窦腔的大小、形态，窦内黏膜增厚、窦腔内密度增高、分泌物积蓄或息肉阴影以及泡状中鼻甲、钩突肥大、鼻中隔偏曲等解剖变异。冠状位CT可准确显示各鼻窦的病变范围，可鉴别鼻窦占位性或破坏性病变。鼻窦X线平片、断层片对诊断也有参考价值。

(4)上颌窦穿刺冲洗：通过穿刺冲洗，可了解窦内分泌物的量、性质、有无臭味等，并可进行细菌培养和药物敏感试验，据此了解病变性质，并选择有效的抗生素。

2.诊断要点

本病病程长，症状时轻时重，多脓涕、鼻塞，既往有急性鼻窦炎发作史。鼻源性头部不适或伴有胀痛感为本病之重要病史和症状。鼻腔检查见中鼻道或嗅裂积脓，伴有比较明显的鼻腔黏膜病变，鼻窦影像学检查有阳性改变，全身症状多不明显。

3.鉴别诊断

(1)慢性鼻炎：主要症状是鼻塞，多呈双侧交替性，病理改变多在下鼻甲，中鼻道和嗅裂中一般无脓液,也无息肉形成,鼻窦检查呈阴性。

(2)鼻腔、鼻窦恶性肿瘤:可有长期鼻塞及流脓血涕史。常为一侧鼻塞,呈进行性加重,鼻内疼痛,头痛头胀。鼻腔内可见肿块,色红,触之易出血。

(五)针灸治疗

1.毫针刺法

(1)治法一。实证多选上星、迎香、印堂、风池等为主穴,以肺俞、肝俞、胆俞、脾俞等为配穴,诸穴行针用泻法。虚证选百会、迎香、印堂、足三里、三阴交等为主穴,以肺俞、脾俞等为配穴。迎香、印堂行针用泻法,余穴用补法,每天1次,10天为1个疗程。

(2)治法二。①取穴:迎香(双)、合谷(双)、列缺(双)、上星。②随症配穴:上颌窦炎取印堂、巨髎;筛窦炎取颧髎;额窦炎取印堂、攒竹;蝶窦炎取睛明、风池。③治法:毫针用泻法(睛明除外),留针30分钟,每天1次,7天为1个疗程,疗程间隔2天。

(3)治法三。①主穴:肺俞、大椎、迎香、印堂、足三里。②鼻塞重者加素髎、口禾髎,前额痛重加上星、头维,两颞痛重加太阳、丝竹空,鼻背及两内眦痛重加攒竹,顶枕部痛重加四神聪、风池。③足三里穴用补法,其余穴位均用平补平泻法,留针30分钟,每天1次,10次为1个疗程,暂停1周,再做第2个疗程。

(4)治法四。①主穴:鼻通透迎香,合谷、足三里、印堂。②配穴:肺经风热型加鱼际、风门、大椎;胆经郁热型加足临泣、太冲;肺脾气虚型加肺俞、脾俞;脾胃湿热型加章门、三阴交、内庭。以上穴位可以取单侧或双侧。常规消毒后,在鼻通穴处用2寸毫针快速刺入,并透刺至迎香穴,得气后用强刺激手法运针2分钟,使整个鼻腔及周围有强烈酸胀感。其他穴位用平补平泻手法。四肢肘膝关节以下穴位针刺得气后作通关交经手法,使针感向上传导。在主穴上接通电针,用连续波,强度以患者无不适感为度,20分钟后起针。

2.耳针法

(1)内鼻、肺、神门、皮质下为主穴。额、外鼻、胆、肾为配穴,随症加减。用0.5 cm×0.5 cm胶布块将王不留行籽固定于所选耳穴上,嘱患者每天按压3次,每次1分钟,隔2天换药1次,左右耳交替,10次为1个疗程。

(2)选择内鼻、肺为主穴,以神门、额、肾上腺、枕、颞等作为配穴。以上治疗1个疗程4次,每4~6天治疗1次。

3.穴位埋线

(1)选穴:主穴为迎香、太阳、印堂、尺泽、肺俞等;配穴为脾俞、关元、足三里、百会、风池、大椎等。气虚加气海、关元等,血虚加血海等。

(2)操作:患者采取适当体位,穴位用碘伏消毒,用消毒镊子将线体置入一次性埋线针前端,根据穴位不同,左手绷紧或提捏起穴位处皮肤,手将针快速刺入穴位,得气后,将线体留置入穴位内,拔出针头,用棉棒按压穴位,然后用埋线胶贴粘住。迎香穴向上鼻根方向斜刺入;百会穴向后刺入;太阳穴向上斜刺入,每周1次。

4.穴位注射

虚证可选取合谷、迎香、风池、足三里等穴,药物可选胎盘组织液、黄芪注射液、当归注射液等。

5.耳穴压豆

可选神门、内鼻、鼻尖、额、肺、脾、肾等穴,以王不留行籽贴压以上穴位。

6.灸法

灸法主要适用于虚证。

(1)以百会、四白、迎香、中脘、足三里、三阴交等为主穴、肺俞、脾俞、肾俞、命门等为配穴。每次选取主穴及配穴各1～2穴,悬灸或隔姜灸。

(2)改良隔姜灸:取印堂、双迎香穴,取艾绒放入自制模具中,用小木椎将艾绒冲实,制作成底直径约为3 cm,高约为4 cm的宝塔糖样大艾炷备用。患者取仰卧位,闭目,面部自然放松,取白芷粉约5 g,平均分3份,分别铺于两眉头线中点及双侧面颊,面积为3～3.5 cm²;取新鲜老生姜沿其纤维纵向切,直径为3～3.5 cm,厚为1 cm,中间以针刺数孔,然后将自制艾炷置于姜切面上,点燃后置于铺有白芷粉的穴位上。每灸分别一壮,每次30～40分钟,以感觉温热微辣而无灼痛,局部皮肤微红晕不起泡为宜。每天1～2次,以7天为1个疗程,间隔2天,连续治疗2～5个疗程。

(六)其他特色疗法

用多功能激光治疗仪,功率为8 mW,波长为6 328 nm。患者坐、仰位均可,将激光光纤头放置双侧迎香穴上直接照射15分钟,再将置于鼻腔中对鼻腔黏膜照射15分钟。照射过程中有脓性分泌物分泌流出,可适当调整头部呈前倾姿势以利引流。多数患者经2次治疗后鼻塞能减轻或间断消失。每天照射1次,7次为1个疗程,每疗程间隔3～7天,一般患者需2个疗程。

第六节 鼻硬结病

一、概述

鼻硬结病又称硬结病,是由鼻硬结杆菌引起的一种低传染性慢性炎症性肉芽肿性疾病。损害由鼻部开始,侵犯上呼吸道形成坚硬的肉芽肿炎性肿块,可导致畸形或梗阻。少数可原发于下呼吸道。国内山东、陕西、河南均有本病发生。根据本病的临床表现,一般将其归类于中医学鼻疔范畴。古人钉、疔,俱作丁字。疔肿的脓栓,很像钉子,故称为疔。鼻疔一名最早见于《证治准绳》。历代文献有关鼻疔的记载很多。如《医宗金鉴》所云:"鼻疔生在鼻孔中,鼻窍肿引脑门痛,甚则唇腮俱浮肿,肺经火毒蟾离宫。"

二、病因病机

本病多因挖鼻、拔鼻毛等损伤肌肤,风邪热毒乘机外袭,内犯脏腑,内外邪毒壅聚鼻窍,以致气血凝滞而成。或因恣食膏粱厚味,辛辣炙煿之品,以致火毒结聚,上蒸鼻窍而发。头为诸阳之会,鼻为血脉多聚之处,其脉络内通于脑。若火毒势猛,正气不足,或失治误治,或妄行挤压,则会导致邪毒走散,入犯营血,内陷心包而成疔毒走黄之变证。

三、临床表现

发病通常从鼻部开始,病情进展缓慢,无全身症状,发展过程和侵犯部位变化不一,各期有不同的病理特片和临床表现,但有时可同时存在,或以过渡形式出现。一般健康状况不受影响。疾病发展过程可分为三期。

(一)鼻炎期

鼻炎期又名卡他期,最早表现似普通感冒,头痛,呼吸不畅,鼻分泌物为黏性脓液,有恶臭,鼻腔有灰绿色脓痂形成,咽喉干燥,鼻出血,黏膜肥厚,以鼻中隔黏膜为著,症状像萎缩性鼻炎。易误诊为萎缩性鼻炎,但无奇臭。病变一般在鼻腔前部,可持续数月或数年,活检、细菌培养可明确诊断。

(二)浸润期

浸润期又名肉芽肿期、硬期,临床所见者多为该期。在鼻炎期症状开始消退时,鼻中隔下方出现浸润和阻塞,随之咽喉也发病。在黏膜下有许多暗紫红色结节,质硬,豌豆大小,表面有血管扩张,可融合形成肿块并与其下组织粘连。结节常见于鼻前庭、鼻中隔小柱、上唇、鼻翼以至鼻尖,多为对称性。患者可出现声调改变,软腭麻木,呼吸障碍,嗅觉、味觉丧失等。

(三)结节期

结节期又名瘢痕挛缩期,病情继续发展扩大,肉芽组织纤维化,并形成坚硬瘢痕,感觉完全丧失。病情进一步发展,鼻孔被完全阻塞,形成永久性狭窄。瘢痕挛缩导致面容毁坏,貌似河马、犀牛。呼吸道严重阻塞可致呼吸困难,病变累及支气管可引起窒息死亡,个别病例在损害周围发生骨溶解症。

四、诊断与鉴别诊断

(一)检查

CT 和 MRI 检查:临床医师可通过 CT 及 MRI 检查了解病变的范围、密度及其与毗邻结构的关系。CT 检查是诊断鼻硬结病的重要手段,疾病早期 CT 主要表现为非特异性黏膜增厚。硬结期主要表现是局部软组织肿块,影像不增强和边界轮廓清晰,瘢痕期主要表现为鼻甲、鼻中隔以及上颌窦内侧壁破坏、消失,可见散在的索条影,咽颅底筋膜不受侵犯、病变不侵入咽旁间隙等

(二)诊断要点

病理检查是确诊鼻硬结病的主要及最重要手段,但是在病变的早期表现特征为黏膜层及黏膜下层淋巴细胞及浆细胞浸润,仅少数病变在镜下可见鼻硬结杆菌,绝大多数情况下即使是病变发展到瘢痕期也仅有大量纤维组织增生,拉塞尔小体、Mikulicz 细胞等减少或消失,且常需多次取材活检才能确诊。

(三)鉴别诊断

1.萎缩性鼻炎

鼻炎期应与萎缩性鼻炎相鉴别。后者同时伴有鼻黏膜萎缩,可累及咽喉,发生咽喉干燥不适。查鼻硬结杆菌阴性。

2.三期梅毒

晚期黏膜梅毒损害主要发生于口腔、鼻腔及舌部,呈结节性树胶肿,可损伤骨膜及骨质,发生穿孔,形成鞍鼻。舌部树胶肿破溃后,形成穿凿性溃疡。病原学血清学检查及组织病理有助于鉴别。

3.鳞状细胞癌

本病常继发于其他皮肤损害基础之上,皮损为疣状角化性斑片、结节,以后

形成溃疡,表面呈乳头瘤样或菜花样,易出血,而鼻硬结病一般不形成溃疡。组织病理有诊断意义。

4.瘢痕疙瘩

本病常有外伤、手术、感染等病史。主要好发于上胸部,面部也可发生。皮损初为粉红色、坚实的丘疹,逐渐扩大,形状不规则,表面光滑,失去正常皮纹,见毛细血管扩张。而鼻硬结病为无痛性的皮下结节。组织病理改变有诊断价值。

5.结节病

本病可造成多系统受累,皮疹也可发生于面部。皮损为多形性,可以是丘疹、结节、斑块及肿瘤样,病理特征为上皮细胞,偶见郎格罕巨细胞所形成的非干酪化肉芽肿。Kveim试验是本病一种特异性免疫反应。

6.麻风

皮损有斑疹,浸润块,结节及弥漫性损害,可有"狮面",神经干粗大,伴有明显感觉障碍和闭汗,可出现畸形。查麻风杆菌阳性。

五、针灸治疗

主穴取身柱、灵台、合谷,配穴取委中、商阳、曲池等,用泻法。

六、其他特色疗法

(一)放血法

1.耳尖、耳背、耳垂放血

捏揉耳郭使皮肤充血,局部消毒后,用三棱针或一次性血糖采血针,快速点刺耳尖或耳垂,使微出血。耳背可选耳背静脉针刺出血。

2.少商、少冲、商阳放血

少商为手太阴肺经井穴,位于拇指桡侧指甲根角旁0.1寸;少冲为手少阴心经井穴,位于小指桡侧指甲根脚旁0.1寸;商阳为手阳明大肠经井穴,位于示指末节桡侧,指甲根脚旁0.1寸。医者先用手捋患者一侧手臂,从肩部沿上臂往下直捋至手指,往返十数下,使手指局部充盈血液,左手握紧指根部,右手持75%酒精棉签消毒穴位后,以三棱针或一次性注射针头,用点刺法快速刺入手指三穴,斜刺约1 mm,疾入疾出,使出血少许。

(二)氦-氖激光治疗

用激光治疗仪,将激光光斑对准"鼻通"穴,照射距离为10～20 mm,每次每穴照射5分钟,每天1次。一般照射1～2次即可。

(三)超短波理疗

用超短波治疗仪,以微热量照射鼻部上迎香及素髎穴15分钟,每天1次,3～5次为1个疗程。

(四)冷光紫外线理疗

用冷光体腔紫外线治疗机照射病变局部,首次照射选用4～5个生物剂量,隔天或每天1次。3～7次为1个疗程。视病情轻重增加生物剂量。

第七节 鼻 出 血

一、概述

鼻出血可单纯由鼻腔、鼻窦疾病引起,也可由某些全身疾病所致,但以前者为多见。可单侧出血,亦可双侧出血。可表现为间歇性反复出血,亦可呈持续性出血。出血量多少不一,轻者仅鼻涕带血或倒吸血涕,重者可达数百毫升以上,一次大量出血可致休克,反复多次少量出血可导致贫血。鼻出血的发病率较高,据统计约60%的人群曾发生不同程度的鼻出血。男女比例为(2.7～3.3):1,从年龄分布看,49岁之前,男性患病为女性2倍,50岁以后,这种比例消失。顽固性鼻出血以中老年人为主要发病对象。本病中医称为"鼻衄"。

二、病因病机

鼻衄与肺、胃、肝、心、脾、肾关系密切,和全身的气血偏盛偏衰有关。一般可分为实证和虚证两大类。实证者,多因火热气逆,迫血妄行而致;虚证者,多因阴虚火旺或气不摄血而成。

(一)肺经风热

风热外犯或燥热犯肺,肺热内蕴,致肺失肃降,邪热循经上犯鼻窍,伤及阳络,血溢脉外而为衄。

(二)胃热炽盛

胃经素有积热,或因饮酒过度,嗜食辛燥,致胃热炽盛,火热内燔,循经上炎,损伤阳络,迫血妄行而为鼻衄。

（三）肝火上逆

情志不遂，肝郁化火，循经上炎，或暴怒伤肝，肝火上逆，迫血妄行，血溢脉外而为衄。

（四）心火亢盛

若劳神太过，欲念过多，引动心火，心火亢盛，耗血动血，迫血妄行而发为鼻衄。

（五）虚火上炎

素体阴虚，久病伤阴或劳损过度，或温热病后，津液亏耗，而致肺、肝、肾阴虚，虚火上炎，损伤鼻窍阳络，血溢脉外而致鼻衄。

（六）气不摄血

饮食不节，忧思劳倦，久病不愈，脾胃受损，致脾气虚弱，统摄失权，气不摄血，血不循经，渗溢于鼻窍而致衄。上述病机常发生实证向虚证转化。如火热偏盛致鼻窍出血，若反复发作，阴分必伤，虚火内生；出血既多，气亦不足，气虚则难以摄血而转化为气不摄血证。若一旦发生鼻大衄，出血量大势猛，则气随血脱，又有失血过多导致的亡阳证。

三、临床表现

本病多为单侧鼻腔出血，如由全身因素引起者，亦可双侧出血。出血剧烈或鼻腔后部的出血常表现为口鼻同时流血或双侧流血。血块大量凝集于鼻腔可导致鼻塞症状。咽入大量血液可出现恶心、呕吐，需要与咯血、呕血进行鉴别。成人急性失血量达 500mL 时，多有头昏、口渴等症状，失血量达到 1 000 mL 时可出现血压下降、心率加快等休克前期症状。

四、诊断与鉴别诊断

（一）检查

1.前鼻镜检查

前鼻镜检查多能发现鼻腔前部的出血点。

2.鼻内镜检查

鼻内镜检查用于明确鼻腔后部或隐匿部位的出血。应特别注意检查下鼻道穹隆顶部、中鼻道后上部、嗅裂鼻中隔部和蝶筛隐窝等区域。

3.数字减影血管造影术

数字减影血管造影术（digital subtraction angiography，DSA）对头颅外伤所

致的鼻腔大出血,应高度警惕颈内动脉破裂、颈内动脉假性动脉瘤、颈内动脉海绵窦瘘等可能,行 DSA 有助于明确诊断。

4.其他检查

血常规、出血和凝血功能、肝肾功能、心电图、血压监测以及鼻部 CT 和/或 MRI 等检查。

(二)诊断要点

(1)本病症状明确,易于诊断。

(2)病史。医师应注意询问有无鼻部外伤、肿瘤或全身各系统疾病等病史,有无其他诱发因素。

(三)鉴别诊断

1.呕血及咯血

鼻衄须与肺、支气管出血的咯血及胃、食道等部位出血的呕血进行鉴别,鉴别要点见表 3-3。

表 3-3　鼻衄与呕血、咯血的鉴别要点

鉴别点	鼻衄	呕血	咯血
出血前常见症状	鼻腔内热胀感,或鼻腔异物感	上腹部疼痛,恶心呕吐	咳嗽、胸痛、胸闷等胸部不适
出血形式	常从前鼻孔,或自咽部吐出,剧烈时口鼻流出	呕出,也可呈喷射状,伴随胃内容物,凶猛时可从鼻中涌出	咳出,凶猛时从口鼻涌出
出血性状	鲜红色,一般无混杂物,有时可伴随鼻涕或痰液	胃十二指肠性呕血多为咖啡样或棕褐色,无泡沫,但常混有食物残渣或者胃液,伴随腐败臭味或酸臭味;食道呕血为鲜红色或暗红色,时有胃内容物一道呕出	暗红色或者鲜红色,常混有气泡或痰液
出血后续症状	一般出血数天后可有鼻腔内凝血块、血痂,或者涕中带血。	常有血便,较少痰中带血	痰中带血,持续数天。若血液咽下则可能伴随黑便
检查所见	鼻腔检查一般可找到出血部位。	上消化道检查可找到出血部位	肺部及支气管检查可找到出血部位

2.周期性子宫外出血

其发生与月经周期密切相关,多于经前期或经期出现。多数患者伴有经闭或经量减少。

五、针灸治疗

(一)毫针刺法

常用穴位有合谷、迎香、上星、孔最、少商、印堂、风池、大椎、天府、血海、委中、素髎、三阴交、曲池、膈俞、外关、人中、偏历、内关、列缺、厉兑、肺俞、额中、大敦、尺泽等穴。肺经风热加尺泽；胃热炽盛加内庭；肝火上逆加太冲、行间；心火亢盛加少冲、少泽；肝肾阴虚加太溪、涌泉；脾不统血加足三里、太白。实证用泻法，虚证用补法，或平补平泻法。每天 1～2 次，每次留针 30 分钟。

(二)耳针法

主穴：外鼻、内鼻、肝、脾。配穴：心火亢盛加心穴，肺经热盛加肺穴，胃火炽盛加胃穴，肾阴不足加肾穴。实证用泻法(捏压时用力较重)，虚证用补法(捏压时用力较轻)，虚实夹杂用平补平泻法(捏压时用力由轻逐渐加重)。每天捏压4～5 次，每次每穴 1 分钟左右，每隔 2 天更换 1 次，3 次为 1 个疗程。

(三)灸法

可用艾条灸少商穴，一般悬灸 5～10 分钟。亦可让患者取静坐姿势，艾灸印堂穴，当患者感到灼热，甚至有些疼痛时立即移除艾条。随即可另取穴：取上头顶部(囟会)处，艾灸疗法同上。注意事项：凡实证、热证及阴虚发热者不宜用艾灸，可退热后再施灸，每周 1 次即可。

(四)拔罐治疗

患者取俯伏坐位，对穴位处皮肤进行常规消毒。用梅花针均匀叩刺大椎穴，以有血渗出为度，然后用玻璃火罐以闪火法快速在大椎穴上拔罐，留罐 20 分钟，见罐内积血凝结成块即取罐，清除血块，以消毒干棉球擦拭出血部位，用安尔碘消毒叩刺部位，嘱患者叩刺部位 1 天内避免接触水。同时可结合针刺双侧迎香，用提插泻法。隔 2 天进行 1 次治疗，2 次为 1 个疗程。

六、其他特色疗法

(一)塞鼻法

填塞物为无菌凡士林纱条，呈袋状填塞，双侧鼻填塞时尤为重要。鼻填塞时间一般为 24 小时，到时可一次或分次取出，以免发生鼻窦或中耳并发症。如需填塞物留置数天甚至一周，填塞物中应加入抗生素粉，也可应用碘仿纱条。

(二)吹鼻法

将云南白药、白及粉或三七粉吹入鼻腔出血处。

(三)涂鼻法

取蒲黄炭、麻黄素粉、氯霉素针以 4∶2∶1 比例,加维生素 A、维生素 D 滴剂适量,调成糊状,将其涂于出血点或糜烂面上。

(四)滴鼻法

取芦荟粉 0.5～1 g,加温开水 5～10 mL 搅化,滴鼻。

(五)低温等离子热凝

首先在鼻内镜下判断出血的来源。患者取仰卧位,用 1‰丁卡因棉片作鼻腔黏膜表面麻醉,同时找寻出血部位。充分麻醉、收缩鼻黏膜后,根据 1‰丁卡因棉片血染部位进一步判断出血部位,如果仍处于出血状态或者出血较重时,可用吸引器辅助检查。沿着出血方向边吸引边寻找,用 0°鼻内镜按嗅裂、中鼻甲、中鼻道、下鼻道、鼻中隔顺序逐一检查,必要时换用 30°鼻内镜检查或持下鼻甲前中部向内上折起,以检查隐蔽部位。有活动性出血时,容易找到并确定出血部位;对于暂无出血者,则需细心查找,可见出血处有少量凝血块黏附或黏膜面有 2～3 mm 大小的乳头状突起,以吸引头触之则见明显的活动性出血。确定出血部位后,即加强局部表面麻醉,将低温等离子治疗仪调至 4 挡 3 秒,以低温等离子治疗头对出血点周围 2～3 mm 处作间断环状式凝固。随后凝固出血点封闭血管,至局部黏膜呈白色、出血停止即可。对于鼻内镜术后创面渗血,经用肾上腺素棉片收缩后仍有明显出血者,也可采用上述方法治疗。休克者同时补液、补血、纠正水/电解质平衡。术后局部涂以木芙蓉涂鼻膏保护创面,复方薄荷油滴鼻,以避免创面干裂及结痂。

(六)微波治疗法

找到出血点后,根据出血点部位的不同,可将微波辐射器弯折到不同方向以便于鼻腔内操作,出血点微波热凝后创面涂抹红霉素软膏保持创面湿润。对于微波头不能到达的部位,局部可用膨胀止血海绵定点填塞压迫止血。

第四章 咽喉部常见疾病

第一节 急性会厌炎

一、概述

急性会厌炎是一种以声门上区会厌为主的急性炎症,又称急性声门上喉炎。主要表现为会厌及杓会厌襞的急性水肿伴有蜂窝织炎性变,可形成会厌脓肿。因会厌的静脉血流均通过会厌根部,因此会厌根部如受到炎症浸润的压迫,使静脉回流受阻,会厌将迅速发生剧烈水肿,且不易消退。炎症累及声带者极少见。急性会厌炎是喉科急、重症之一,病情发展极快,死亡率甚高。成人及儿童均可发病,近年来,成人患者有增加的趋势。全年均可发病,以早春、秋末发病者为多。男性患者多于女性,其比例为 2∶1～7∶1。据国内报告,单纯急性会厌炎多见于成人,处理及时,一般均可痊愈。

二、病因病机

本病多由咽喉痈肿、小儿喉喑、外伤、异物、过敏等各种急性咽喉病发展所致,其病机多为热毒、痰浊或风寒痰浊互结咽喉,阻塞气道。

(一)风热外袭,热毒内困

患者肺胃素有蕴热,复感风热之邪,或时行疫疠之邪侵入人体,风热邪毒引动肺胃之火上升,风火相煽,内外邪热搏结不散,结聚于咽喉而为病。

(二)热毒熏蒸,痰热蕴结

火毒炽盛,火动痰生,痰火邪毒结聚于咽喉而为病。

152

(三)风寒痰浊,凝聚咽喉

素体虚弱,或禀质过敏,风寒之邪乘虚而入,壅阻于肺,肺气失宣,津液不行,化为痰浊,风寒痰浊凝聚咽喉而为病。

三、临床表现

(一)症状

急性会厌炎起病急骤,病程进展非常迅速,主要症状有剧烈的喉痛、吞咽困难和呼吸困难。

1.全身症状

重症者有发热、寒战,全身不适,食欲减退、全身酸痛。在小儿可迅速发生衰竭。

2.咽喉疼痛

除婴儿不能诉喉痛外,多数患者有咽喉疼痛,吞咽时加重。但咽部黏膜的色泽尚正常,须注意。

3.吞咽困难

发生很快。重者饮水呛咳,张口流涎。轻者自觉有物塞于咽部。偶可发生张口困难。

(二)体征

(1)患者呈急性面容,常有呼吸困难症状。在成人及较大儿童,用间接喉镜检查,可见会厌黏膜充血,肿胀(尤以舌面为甚),或水肿如球,多以一侧为重。如已形成会厌脓肿,则见局部隆起,其上有黄色脓点、脓头或溢脓小瘘。

(2)一侧或两侧颈深淋巴结上群肿大伴有压痛。

(3)呼吸困难。根据呼吸困难及病情轻重分为 4 度。①一度:患者安静时无症状,活动或哭闹时出现喉鸣和鼻翼扇动,吸气时天突(胸骨上窝)、缺盆(锁骨上窝)及肋间等处轻度凹陷,称三凹征(甚则剑突下及上腹部软组织也可凹陷,故亦称四凹征)。②二度:安静时亦出现上述呼吸困难表现,活动时加重,但不影响睡眠和进食。③三度:呼吸困难明显,喉鸣较响,并因缺氧而呈烦躁不安、自汗、脉数等,三(四)凹征显著。④四度:呼吸极度困难,患者坐卧不安,唇青面黑,额汗如珠,身汗如雨,甚则四肢厥冷,脉沉微欲绝,神昏,濒临窒息。

四、诊断与鉴别诊断

(一)检查

1.喉外部检查

先观察颈部外形,再进行触诊。急性会厌炎严重者炎症可向邻近组织扩散,出现颈前皮下红肿、甲状舌骨膜处压痛。一侧或两侧颈深上群淋巴结肿大伴压痛。手指触压颈部舌骨和甲状软骨上部时压痛明显。

2.间接喉镜检查

间接喉镜检查可见会厌舌面弥漫性充血肿胀,重者如球形,如有脓肿形成,常于会厌舌面的一侧肿胀,急性充血,表面出现黄色脓点。室带、杓状突充血肿胀。

3.纤维或电子喉镜检查

一般可以看到会厌及杓状软骨,检查时应注意吸痰,吸氧,减少刺激。此检查最好在有立即建立人工气道的条件下进行,以防意外。

4.实验室检查

白细胞总数增加,常在 1.0～2.5 万,中性粒细胞计数增多,有核左移现象。

5.影像学检查

必要时可行影像学检查,CT 扫描和 MRI 可显示会厌等声门上结构肿胀,喉咽腔阴影缩小,除此,还有助于识别脓腔。

(二)诊断要点

对急性喉痛、吞咽时疼痛加重,口咽部无明显炎症者应考虑到急性会厌炎,并做间接喉镜、纤维或电子喉镜检查以明确诊断。成人急性会厌炎有缓慢型和速发型之分。呼吸道梗阻主要见于速发型,一般在起病后 8 小时内发生。由于危及生命,早期诊断十分重要。

(三)鉴别诊断

1.小儿急性喉炎

小儿急性喉炎好发于 3 岁以下儿童,主要症状为声嘶,可伴有发热,哮吼样干咳及吸气性呼吸困难。喉部检查,声带及声门下黏膜充血肿胀,会厌及杓状软骨正常。

2.喉水肿

喉水肿起病急,声音嘶哑,吞咽困难,呼吸困难。检查见会厌、杓状软骨黏膜高度水肿,但患者无明显咽喉疼痛。

3.白喉

白喉起病较缓,全身中毒症状明显,体温不高,呼吸困难呈进行性加重,声嘶,喉内可见假膜,涂片可查出白喉杆菌。

五、针灸治疗

选用合谷、少商、尺泽、商阳、少泽、曲池、天鼎、丰隆、扶突等,每次 2～3 穴。用泻法,不留针。或刺少商、商阳、耳尖、耳垂出血泄热。耳针用咽喉、神门,平喘等穴,针刺留针 15～30 分钟,每天 1～2 次。

六、其他特色疗法

(一)雾化吸入法

可用金银花、菊花、薄荷、葱白、藿香等药,适当煎煮过滤,取药汁进行雾化吸入,以祛风清热,消肿通窍。

(二)中药离子透入

可用黄芩、栀子、连翘、赤芍、牡丹皮、贝母、天竺黄、大黄等药浓煎后,借助于离子透入仪将药从颈前部皮肤导入至喉部病变部位。

(三)吹药法

用清热解毒、利咽消肿的中药粉剂吹入患处,以消肿止痛,适于喉关及口咽部病变。如《本草纲目》治咽喉肿痛用射干花、山豆根共为末,吹之;《证治汇补》治喉干痛、喉咙作肿,用薄荷、玄明粉、硼砂、青黛、牛黄、朴硝、僵蚕研末吹之;《重楼玉钥》治咽喉闭塞、痰涎壅盛,用灯心灰、硼砂为细末,吹之。

(四)含漱法

银花 20 g,连翘、防风各 15 g,荆芥、甘草、薄荷各 10 g,加水 2 碗,煎成 1 碗漱口,含药物于口中,慢慢咽下,使药物长时间的经过咽喉部,直接发挥治疗效果。也可鲜品鱼腥草 30 g,洗净,泡开水,取药液含服。

第二节 急 性 咽 炎

一、概述

急性咽炎为咽部黏膜与黏膜下组织的急性炎症,咽部的淋巴组织亦常常被累及。本病多属于上呼吸道感染的一部分,炎症可以波及整个咽部,或者仅仅局限于鼻咽、口咽或者喉咽的一部分。临床上以咽喉疼痛,吞咽时加重,咽部黏膜急性充血、肿胀,咽后壁淋巴滤泡和咽侧索红肿,颌下淋巴结肿大压痛,全身或有风热症状或肺胃实热证为主要表现。

急性咽炎属中医学"喉痹"范畴。古代医学文献中亦有"急喉痹"之名。关于喉痹的概念,历代都较复杂。《黄帝内经》所称喉痹实为多种疾病的总称,包括了喉痹、喉风、乳蛾、喉喑、白喉及部分口腔疾病,为广义之喉痹。《素问·阴阳别论篇》曰:"一阴一阳结,谓之喉痹。"这里主要从病机方面来阐述。一阴指厥阴,一阳指少阳,就是说,厥阴(心)、少阳(三焦)相互不协调,经脉不通,就会发生喉痹一病。病因方面,《素问·六元正纪大论篇》云:"天政布,炎暑……民乃热中……喉痹。"其病因多为火热之邪,燔灼炎上,而生喉痹。以上论述指广义之喉痹。但是,《灵枢·经脉》云:"三焦手少阳之脉……是动则病,耳聋,浑浑淳淳,嗌肿喉痹。"又云:"胃足阳明之脉……是动则病……颈肿喉痹。"其论及症状与今之急喉、急乳蛾等病相似。在对喉痹的治疗上,《素问·厥论篇》云:"手阳明、少阳厥逆,发喉痹,嗌肿……治主病者。"《素问·缪刺论篇》云:"喉痹舌卷,刺手中指次指爪甲上,去端如韭叶。"《灵枢》曰:"足阳明之别,名曰丰隆……喉痹猝喑……取之所别也。"论述提出了取井穴、络穴及丰隆专门治疗喉痹与喉喑等病。

二、病因病机

(一)外邪侵袭,上犯咽喉

气候骤变,起居不慎,肺卫失固,易为风邪所中。风邪多为夹寒夹热,风热外邪乘虚侵袭,邪从口鼻而入,内犯于肺,宣降失司,邪热上壅咽喉,而为急性咽炎;风寒之邪外袭,外束肌表,卫阳被遏,不得宣泄,壅结咽喉,亦可发为急性咽炎。

(二)肺卫热盛,上攻咽喉

外邪不解,壅盛传里;或过食辛热煎炒、醇酒之类,肺卫蕴热,复感外邪,内外邪热搏结,蒸灼咽喉而为病。

本病初起时,风热邪毒侵袭咽喉,内伤于肺,以肺经之热为主,此时,邪在卫表,故病情较轻。若误治、失治,或肺胃邪热壅盛传里,则出现胃经热盛之证候,病情较重。

三、临床表现

以秋冬季节发病较多。一般起病较急,患者可以感觉咽部干燥、灼热、粗糙、微痛,咽痛症状逐渐加重,后出现吞咽疼痛。咽痛可以放射至两侧耳部及颈部。若炎症累及喉部,可以出现咳嗽以及声音嘶哑等症状。软腭以及悬雍垂发生剧烈肿胀后,可以出现共鸣腔改变。此外,患者可以出现全身不适,头痛、食欲缺乏、口干、口渴、畏寒及四肢酸痛等症状。一般病程在1周左右。如果链球菌、梭形杆菌、大肠埃希菌、铜绿假单胞菌、厌氧菌等多种细菌混合感染,或者患者本身患有粒性白细胞缺乏症、白血病、糖尿病、坏血病等全身基础疾病时,可以出现咽喉部黏膜呈现坏死性炎症。病变常起始于腭扁桃体及其邻近组织,继而向口腔、软腭、鼻咽、口咽、喉咽或咽旁间隙发展。起初病理变化限于黏膜及黏膜下层,然后深入肌层。坏死组织呈暗黑色或棕褐色,表面有假膜覆盖。颈淋巴结常被侵及。严重者可引起软腭穿孔,如侵入喉部可出现声音嘶哑和呼吸困难。咽侧大血管被侵袭则可发生大出血。细菌可以通过颈部间隙扩散导致颈部蜂窝组织炎,或者咽旁间隙脓肿,继而出现全身脓毒血症。感染如果不能控制,可以进一步加剧形成纵隔感染。少数患者可以出现心肌炎表现。

部分急性咽炎呈现水肿改变或继发于喉血管神经性水肿;亦可单独发生,但较少见,且易向喉部发展,而引起窒息。患者发病前多有鸡蛋、牛奶、花生或者水果的摄入史。急性水肿性咽炎病变主要累及软腭、扁桃体区及喉入口处。咽部黏膜水肿发生很快,呈灰白色,半透明肿起,无炎症表现。发病初期,患者觉咽部有异物感,然后迅速发生吞咽困难、呼吸困难,严重时喉入口被阻塞,发生窒息。

四、诊断与鉴别诊断

(一)检查

血常规检查,病毒感染时白细胞总数正常或偏低,淋巴细胞比例偏高。细菌感染时白细胞总数可偏高,中性粒细胞计数增多或细胞核左移。咽拭子培养和抗体测定可辅助诊断及明确病因。

(二)诊断要点

根据病史、临床症状,以及咽黏膜充血肿胀、咽后壁淋巴滤泡及咽侧索红肿等体征特点,诊断不难。

(三)鉴别诊断

1.流行性感冒

当地有流感流行史及接触史、集体病史。突发高热、头痛、肌肉酸痛、衰弱无力,全身中毒症状重,呼吸道症状较轻。血液检查白细胞总数正常或减少,流感血凝抑制试验和补体结合试验阳性。

2.麻疹

当地有麻疹流行史,儿童易感,多无预防接种史。患者表现为发热,眼结膜炎,上呼吸道炎,早期可见口腔黏膜斑,典型皮疹出现后不难诊断。血液检查白细胞总数在前驱期正常或稍增多,出疹期稍减少。

3.猩红热

当地有流行史,还有密切接触史。起病急骤,发热,咽峡炎,莓样舌,典型皮疹,疹退后皮肤脱屑。血液检查白细胞总数为$(10\sim20)\times10^9/L$或更高,中性粒细胞达80%以上,出疹后嗜酸性粒细胞增高,可达5%~10%。

4.百日咳

当地有流行史,还有接触史。咳嗽特点为日轻夜重,并逐渐加重,直至出现典型的阵发性痉挛性咳嗽,伴有吸气时特殊的"鸡鸣"样吼声。实验室检查血液白细胞总数及淋巴细胞计数明显增高,细菌培养发现百日咳杆菌。

5.传染性单核细胞增多症

有当地流行史及接触史。发热伴畏寒,肌肉酸痛,多汗,咽峡炎,相对缓脉,颈部等处的浅表淋巴结肿大,多无明显压痛,部分患者可有黄疸、轻度肝脾肿大、皮疹、肺炎等。

五、针灸治疗

(一)毫针刺法

患者取坐位,张口,医者用压舌板压定其舌头,暴露口咽部,医者持5寸长毫针对准红肿之咽窍患部直刺,先刺肿大最高处,然后围绕其周围刺,咽侧束每侧刺2下,淋巴滤泡每个刺1下;咽侧束直刺1 mm,淋巴滤泡直刺1 mm,微出血即可。每天1次,5次为1个疗程。

(二)耳针法

选咽喉、肺、心、肾上腺、神门等埋针,或用王不留行籽,或六神丸,两耳交替使用贴压法,隔天一次,5～10次为1个疗程。

(三)穴位注射

临床常用药物有2％普鲁卡因注射液、维生素 B_{12} 注射液、地塞米松注射液、地塞米松磷酸钠、5％葡萄糖溶液、当归注射液等,可注入人迎、扶突、水突等穴,每次1穴(双侧),每隔3天1次,5～10次为1个疗程。

六、其他特色疗法

(一)雾化吸入法

(1)天竺雾化剂:天竺黄、瓜蒌皮、木香、两面针、千年健、僵蚕、葶苈子、鱼腥草。将中药加水煎煮2次,每次2小时,合并煎液,滤过,浓缩至相对密度1.20(85 ℃),放冷,加入倍量乙醇,搅拌均匀,静置24小时,取上清液,回收乙醇,滤液浓缩至1 200 mL,加0.5 g羟苯乙酯煮溶,浓缩1 000 mL,加入适量薄荷脑及冰片的乙醇液,搅拌均匀,分装,即得。超声雾化,口腔吸入,每天1剂,趁热雾化吸入半小时,每天2次。

(2)用内服汤液20～30 mL,过滤后兑薄荷霜少许,做蒸汽或雾化吸入。风寒者亦可用苏叶,水煎,作蒸汽吸入。其余各型可用清热解毒注射液4 mL,兑薄荷霜少许,做雾化吸入,日1～2次。

(3)板蓝根注射液、鱼腥草注射液各4 mL,柴胡注射液2 mL,加生理盐水25 mL,做超声雾化吸入。

(二)吹药法

用药粉吹入咽喉患处以达治疗目的,用于急性咽炎,以清热解毒,消肿止痛为主,有冰麝散、珠黄散之类;以去腐生肌,除痰消肿为主,如冰硼散。每天吹药6～7次。吹药时手要轻,动作要敏捷,要求药粉散布均匀,布及患处周围。若用力过猛,会引起患者呛咳和不适感觉。药粉要研成极细末,若药粉过粗,容易刺激咽喉,引起疼痛,影响疗效。药粉中多有芳香药物,应注意密封贮藏,以防气味走散,降低药效。

(三)含服法

将药物制成丸或片,含于口内,慢慢含咽,使药物较长时间浸润于咽喉患处,起清热解毒,消肿止痛,清利咽喉的作用。多用咽立爽滴丸、银黄含化片、铁笛丸、润喉丸及西藏青果。

(四)含漱法

中药煎水含漱。如银花、连翘、薄荷、甘草煎汤,或桔梗、甘草、菊花煎汤。

第三节　慢性咽炎

一、概述

慢性咽炎为咽黏膜、黏膜下及淋巴组织的慢性炎症。弥漫性咽部炎症常为上呼吸道慢性炎症的一部分;局限性咽部炎症则多为咽淋巴组织炎症。本病在临床中常见,病程长,症状容易反复发作。慢性咽炎多属于中医学"喉痹""咽痛""咽干"等病症范畴。喉痹一词,最早见于帛书《五十二病方》,以后《黄帝内经》多次论述了喉痹。痹者,闭塞不通之意。历代医家对喉痹的认识不尽一致,其包括范围甚广,界限混淆不清,不易辨识。归纳起来主要有两方面的含义:一是咽喉口齿疾病的总称;二是咽喉肿塞、水浆不得入等为主要症状的咽喉急重症。随着临床实践的深入,后世医家逐渐将喉痹作为一种独立的疾病,而与喉风、乳蛾、喉痈等病区别开来,如《喉科心法》说:"凡红肿无形为痹,有形是蛾",从形态上加以鉴别;又如《医林绳墨》说:"近于上者,谓之乳蛾、飞蛾,近于下者,谓之喉痹、闭喉……近于咽噎者,谓之喉风、缠喉风",从发病部位不同加以区别。根据喉痹的病因病机及咽部形态不同,又有风热喉痹、风寒喉痹、阴虚喉痹、阳虚喉痹、帘珠喉痹、红喉、帘珠喉等不同的病名。

二、病因病机

(一)肺肾阴虚

素体肺肾阴虚,或因急性咽炎反复发作,余邪留恋,迁延日久,或因刺激性气体、尘埃等燥热之邪,耗损津液,阴液不足,水不制火,虚火上炎,灼于咽喉,发为慢性咽炎。

(二)脾胃虚弱

饮食不节,思虑过度,劳伤脾胃,或久病伤脾,致脾胃受损,水谷精微生化不足,津不上承,咽喉失养,发为慢性咽炎。

(三)肝肾阴虚

肝肾同源,肝阴与肾阴互相化生,若七情所伤,劳伤精血,使肾阴耗损,阴液不能上承于咽,咽失滋养而为病。

(四)脾肾阳虚

寒凉攻伐太过,或房劳过度,或操劳过甚,或久病误治,以致脾肾阳虚,虚阳浮越,上扰咽喉而为病。

(五)痰瘀互结

饮食不节,损伤脾胃,运化失常,水湿停聚为痰,凝结咽喉;或急性咽炎反复发作,余邪滞留,久则气血壅滞而为病。

三、临床表现

咽部可有各种不适感:异物感、灼热感、干燥感、痒感、刺激感和轻微疼的疼痛等,由于咽后壁常有较黏稠的分泌物刺激,常在晨起时出现较频繁的刺激性咳嗽,伴恶心,咳嗽时常无分泌物咳出,上述症状因人而异,轻重不一,可在用嗓过度,进食刺激性饮食、受凉或疲劳时加重。全身症状一般均不明显。

四、诊断与鉴别诊断

(一)检查

可行咽部分泌物的细菌性培养,以确定病原微生物。还可通过抗原检查,聚合酶链反应检测确定。怀疑胃食管反流病时可行 24 小时食管 pH 测定,该方法灵敏度和准确度均达 90%,并可反映咳嗽与反流的伴发关系。

(二)诊断要点

根据病史及检查所见,本病的诊断并不难。但要注意详细询问病史,全面检查咽部(包括鼻咽及喉咽),再加上必要的全身检查,特别是鼻、咽、喉、食管、颈部的隐匿病变,如早期恶性肿瘤,在排除这些病变之前必须对患者进行追踪观察,以免造成误诊。

(三)鉴别诊断

1.咽异感症

咽异感症多见于中年女性。咽部感觉异常,如堵塞感、烧灼感、痒感、紧迫感、黏着感,患者常能指出存在咽部异物感的部位,空咽时明显,而进食时症状减轻或消失,一般无疼痛。症状随情绪起伏而波动,异常感觉也可以随时改变。咽部检查多无明显异常发现。病程较长者,常伴有焦虑、急躁和紧张等精神症状,其中以恐癌症较多见。

2.茎突综合征

茎突综合征表现为一侧咽部刺痛、牵拉痛或咽部异物感,在扁桃体窝处可触及坚硬物,茎突 X 线拍片或 CT 可确诊。

3.咽部良性肿瘤和恶性肿瘤

咽部良性肿瘤和恶性肿瘤,一般都可出现咽部不适感觉。应详询病史,全面仔细检查。通过物理及咽喉镜检查,CT、MRI 及病理检查,可以明确诊断。

五、针灸治疗

(一)毫针刺法

常用穴位有天容、列缺、照海、天突、廉泉、肺俞、足三里、阳陵泉、风池、尺泽、太溪等。或每天仅将天突交替与左右风池接电针治疗,每天 1 次,10 天为 1 个疗程。以舒经通络,利咽消肿。

(二)耳穴压豆

常规消毒耳郭,将麝香膏剪成 0.5 cm 正方形,内粘王不留行籽贴于耳穴,如喉、扁桃体、肾上腺、肺等,左右两耳交替使用,12 天为 1 个疗程。刺激耳穴反应点,达到治疗疾病的目的。

(三)穴位注射

(1)取 0.5 mL 地塞米松,0.5 mL2％的利多卡因、维生素 B_6 注射液 1 mL 混合在一起。常规取双侧人迎穴,碘伏消毒周围皮肤,针头快速进入皮肤,回抽无血,每穴位缓慢推注 1 mL,注射完毕,快速拔针,棉棒压迫止血片刻。每周 1 次,5 次为 1 个疗程。

(2)咽后壁黏膜下药物注射:临床常用药物为复方丹参注射液、黄芪注射液等,用 1％的丁卡因喷咽喉部 2～3 次,抽取 2 mL 药液,注射到咽后壁黏膜下。适用于萎缩性咽炎、干燥性咽炎及慢性变应性咽炎。

(四)火针疗法

患者取仰卧位,头后仰于床头,含盐酸利多卡因 20 mL 约 20 分钟,使黏膜表面麻醉,以针尖点刺口唇不痛麻木、刺激咽部无恶心为度。将冷光灯线调至施术部,医者左手持压舌板压患者舌体,使咽部充分暴露,将火针于酒精灯上烧至通红,迅速在患者咽后壁淋巴滤泡增生处黏膜表层处施以快速烙刺法,以增生处组织形成白色膜为度。然后将细火针烧至白亮,分别在双侧咽侧索暗红色脉络处点刺3～5针,以局部黏膜变白色为度。扶突和廉泉穴位处常规消毒,用细火针迅速点刺双侧扶突和廉泉穴各1针,不留针,刺毕迅速以消毒干棉球按压以止痛。

(五)天灸疗法

人体体表穴位敷贴药物,通过药物、腧穴及经络的作用,达到治愈疾病的目的。因其根据《黄帝内经》"春夏养阳"原则,特取每年初、中、末伏第一天进行治疗,又称三伏天天灸。根据个人耐受程度不同,贴敷时间一般为2～4小时,具有扶助正气、祛除机体内伏寒邪,起到"缓则治本",不治已病治未病的目的。适用于阳虚型的咽炎。

(六)穴位贴敷

将药物贴敷于患部,或循经所取的部位,达到治疗目的,如因阳虚所致的咽喉病,可用吴茱萸末或用附子捣烂敷贴足心,以引火归原。

六、其他特色疗法

(一)耳部放血法

用三棱针点刺耳部穴位,如咽喉、耳尖、肾上腺穴等,出血五六滴。每天治疗1次,6次为1个疗程。适用于咽部灼痛者。

(二)穴位放血法

用三棱针点刺少商、鱼际、大椎穴、曲泽、曲池穴等,放出适量的血液。此法可活血理气,达到治疗目的。

(三)烙治法

适用于咽部淋巴滤泡增生明显的慢性咽炎,用特制烙铁,烙铁头直径为0.5～1 cm,大小不等,形状有纵长圆形、横长圆形或圆形等不同,或曲颈,或直颈,柄长约20 cm。用时将烙铁头放在酒精灯上烧红,蘸香油后,迅速烙于患处,每次烙5～10下,烙时注意慎勿触及其他部位。如患者表面有烙后的白膜,应轻轻刮去再烙。3次为1个疗程,注意保护周围正常组织。

(四)物理治疗

慢性咽炎病因复杂,证候多变,缠绵难愈。采用物理疗法进行局部治疗,可迅速缓解症状,减轻患者生理及心理上的痛苦。

1.微波治疗

让患者手持微波理疗仪的辐射头,置于颈部的甲状软骨上方,呈半环状缓慢移动,每天一次,每次2分钟,10天1个疗程,2个疗程评定疗效。见于咽部的组织肿胀、充血、增生,甚至舌扁桃体肥大,有的压迫会厌引起异物感、吞咽困难、呼吸不畅。适用于慢性单纯性咽炎、慢性肥厚性咽炎。

2.硝酸银治疗

将细探针置于酒精灯上加热后,蘸少量硝酸银结晶体,再加热至液珠状,涂擦于咽后壁淋巴滤泡最突起处,每次3~5滴,至滤泡黏膜呈乳白色,即可用生理盐水拭去表面残存的硝酸银,以防腐蚀周围的正常黏膜,适用于咽后壁淋巴滤泡增生的滤泡性咽炎。

3.激光疗法

用1%的丁卡因喷咽喉部2~3次,再喷梨状窝及舌根扁桃体,以保证局部充分麻醉。嘱患者用纱布将舌体拉出,间接喉镜下见咽后壁及舌根淋巴滤泡增生广泛,选择激光输出功率15~20 W,将光纤末端对准淋巴滤泡烧灼,非接触或准接触照射1~3秒,使其凝固、汽化,逐个照射所有淋巴滤泡,操作时防止接触其他正常组织。术后嘱患者含漱液含漱。治疗时间为3~5分钟,适用于滤泡性咽炎。

4.电离子治疗

用1%丁卡因液喷雾口咽部2~3次,麻醉成功后,用脚踏开关控制输出。治疗前嘱患者练习短暂憋气,以免将治疗过程中产生的少许烟雾吸入肺部而产生不适感。操作者左手持压舌板,轻轻按压舌中部,并将额镜的光聚于咽后壁,以充分暴露咽后壁增生的淋巴滤泡和增厚的黏膜组织,右手持治疗探头,将治疗探头慢慢通过口腔靠近并对准所需治疗的部位。根据病情需要可进行多个淋巴滤泡和面积稍大增厚的黏膜组织治疗,直到增生的淋巴滤泡和增厚的黏膜组织气化治疗后与周围黏膜组织一致为止。治疗时动作要轻、稳、准,探头不宜在口腔内晃动,以免损伤口腔内的黏膜,深浅适度,过深易引起咽后壁黏膜萎缩,过浅又达不到治疗目的。治疗完毕,慢慢退出治疗探头。每周1次,2次为1个疗程。适用于滤泡性咽炎。

5.液氮低温冷冻治疗

采用手持式液氮冷冻治疗器,冷冻头最低温度可达-196 ℃,治疗时,患者取坐位。先用1%丁卡因咽部喷雾麻醉,待患者觉咽后壁有麻木或增厚感时即可开始冷冻治疗。充分暴露咽后壁,喷嘴对准咽后壁,将液氮均匀喷洒于咽后壁,行 2～3 个冻融周期,每个冻融周期 10～15 秒。每周 1 次,3～4 个冻融周期为 1 个疗程,适用于慢性单纯性咽炎。

6.等离子消融术

术前常规检查,禁食 2～4 个小时,患者取卧位,首先用 1‰丁卡因对咽部喷雾麻醉,每次间隔 2 分钟,共 3 次。采用低温等离子射频仪射频能量选择在 3～4 挡,时间 3～6 秒。将圆形射频治疗头接触贴紧咽后壁增生淋巴滤泡,启动开关,将咽部颗粒状增生淋巴滤泡瞬间凝固变白为止即可。所有患者治疗时间控制在 15 分钟以内完成。适用于肥厚性及滤泡性咽炎。

7.射频治疗

患者取坐位,用 1‰丁卡因进行咽部黏膜表面麻醉。待麻醉起效后,手控开关控制治疗机。指导患者张口用压舌板将舌根压下,通过鼻内镜观察,让等离子刀进入黏膜组织内,持续 5 秒,待肥大组织体积逐渐减少后,退出等离子刀。术后嘱咐患者用 3‰硼酸溶液每天漱口数次。适用于肥厚性及滤泡性咽炎。

第四节　急性喉炎

一、概述

急性喉炎是喉黏膜的急性卡他性炎症,常由病毒或细菌感染所引起。一般继发于急性鼻炎、鼻窦炎、急性扁桃体炎、急性咽炎,既可为整个上呼吸道感染的一部分,也可单独发生。受凉、疲劳、长期受化学气体或粉尘的刺激、吸烟饮酒过度等导致人体抵抗力降低时,很容易导致该病的产生。有时大声喊叫、过度用嗓、剧烈咳嗽,也可引起急性喉炎。发病无性别差异,但与职业有关,教师、售货员、歌唱家等讲话多者易发病。发生于儿童则病情多较严重。此病多发于冬、春两季。急性喉炎属中医"暴喑"范畴,指因邪客于喉所致,以突然声哑,声带充血水肿为主要表现的咽喉疾病。《灵枢·忧恚无言》亦曰"人卒然无音者,寒气客于厌,则厌不能发,发不能下至,其开阖不致,故无音。"

二、病因病机

本病属表实之证,但在表证实证之中,又有寒热之分,故在辨证中重点要辨明是风热侵袭或风寒外袭及热毒攻喉。

(一)风寒袭喉

风寒邪毒,壅遏于肺,肺气失宣,寒邪凝聚于喉,致声门开合不利,故猝然声音不扬,甚则声嘶。

(二)风热侵喉

喉为肺系,乃声音之门户,当风热邪毒侵袭,肺失宣降,邪热蕴结于喉,脉络痹阻,则音低而粗,甚至声嘶或失声。

(三)热毒攻喉

邪毒自咽喉而入,内传肺胃,邪热蕴蒸,复客于喉,致声门开合不利,声音嘶哑,甚或失声。

三、临床表现

(一)声嘶

声嘶是急性喉炎的主要症状。由于声带与黏膜充血水肿所致,常以晨起为甚。开始时声音粗糙低沉,以后变为沙哑,严重者完全失声。

(二)咳嗽、咳痰

因喉黏膜发生卡他性炎症,故可有咳嗽、咳痰,但一般不严重,如伴有气管、支气管炎症时,咳嗽、咳痰会加重。

(三)喉部疼痛

急性喉炎可有喉部不适或疼痛,一般不严重,也不影响吞咽。

(四)全身症状

成人一般全身中毒症状较轻,较重的细菌感染者可伴有发热、畏寒、倦怠、食欲缺乏等全身症状。

(五)邻近器官感染症状

由于呼吸道黏膜彼此延续,急性喉炎可为急性鼻炎或急性咽炎的下行感染,故同时伴有鼻部、咽部的炎性症状。

四、诊断与鉴别诊断

(一)检查

喉镜检查可见喉黏膜的表现随炎症发展于不同时期而异,其特点为双侧对称,呈弥漫性。黏膜红肿常首先出现在会厌及声带,逐渐发展至室带及声门下腔,但以声带及杓会厌襞显著。早期声带表面呈淡红色,有充血的毛细血管,逐渐变成暗红色,边缘圆钝成梭形,声门下黏膜明显红肿时,托衬于声带之下,可呈双重声带样。发声时声门闭合不全,偶见喉黏膜有散在浅表性小溃疡,黏膜下瘀斑。喉黏膜早期干燥,稍晚有黏液或黏液脓性分泌物附着于声带表面时声嘶较重,分泌物咳出后声嘶减轻。鼻、咽部也常有急性炎症的相应表现。

(二)诊断依据

(1)起病较急。

(2)声音嘶哑,甚至失声,喉痒,喉干,喉痛,阵咳。

(3)喉镜检查见声带充血,水肿,声门闭合不全。

(4)可有发热,恶寒,头痛,全身不适等症。

(三)鉴别诊断

1.急性声门下喉炎

急性声门下喉炎多见于 5 岁以下儿童。声嘶较轻,具有典型的"空空"样咳嗽,以声门下充血肿胀为主,可伴有发热及呼吸困难,全身症状较重。

2.过敏性喉水肿

起病急,发病快,可因水肿部位的不同而出现声嘶、咽痛或呼吸困难等症。可见声带水肿,黏膜色淡。患者多有过敏史,或有变应原接触史。白细胞计数多正常,但嗜酸性粒细胞增加。

3.喉痉挛

喉痉挛常见于较小婴儿,吸气时喉鸣,声调尖而细,发作时间较短,症状可骤然消失,无声嘶。

4.呼吸道异物

呼吸道异物多有异物吸入史、呛咳、呼吸音及痰鸣音、吸气困难。颈侧位 X 线拍片有不透 X 线的异物,可明确诊断。

五、针灸治疗

(一)毫针刺法

(1)治法一。主穴:廉泉、合谷、扶突、少商、足三里。次穴:天突、商阳、列缺、内庭、中脘、曲池。风热侵袭者,针刺合谷、尺泽、天突穴,泻法。或耳针,取神门、咽喉、肺、平喘穴,每次 2～3 穴,留针 15～20 分钟。风寒外袭者,针刺合谷、尺泽、列缺穴,泻法,或用艾悬灸。

(2)治法二。①以人迎、水突为主穴,并根据辨证适当配穴。风寒外袭者宜配曲池、合谷以祛风散寒;风热者配合谷、大椎以清热解表。②操作方法:患者取仰卧位,低枕,头稍后仰,人迎穴、水突穴局部常规消毒,用 40 mm 毫针,快速刺入皮下,针尖向喉结方向直刺约 30 mm,进针达一定深度后局部出现一种如鱼刺卡在咽喉部的感觉,则治疗效果较佳。一般留针 20～30 分钟,可采取动留针,其间行针 1 次,捻针 5～7 次,不宜捻转次数太过,以免遗留痛感,若有痛感,通常可在 1 天之内完全消失。留针期间患者切忌讲话,在手法上忌大幅度捻转提插。若进针后患者出现面红、呛咳等症状时,可能为进针过深所致,应立即将针轻轻退出 5～8 mm,其他穴位根据辨证分别选穴。

(二)针刺运动疗法

采用针刺运动疗法(针刺开音 1 号穴,结合喉部声门深呼吸运动),每天 1 次。75%乙醇棉签消毒穴位皮肤,用长 25 mm 毫针,针刺开音 1 号穴,此穴位于甲状软骨切迹向外侧旁开 1 寸处,即紧贴甲状软骨外缘处,亦即向人迎穴内侧旁开 0.15 寸(1.15～1.16 cm)处,采取雀啄进针法,进针后用呼吸补泻手法的泻法,嘱患者吸气,吸气时往深处进针,呼气时停针,待下一次吸气时又继续进针;紧贴甲状软骨外侧缘,边捻转(捻转角度不得超过 30°),边缓缓向深处直刺,针下必须有疏松空隙感方可渐进刺入,若针下感觉触及稍有硬物阻碍感则不可贸然继续进针,宜将针后退一点,稍微改变针尖方向后继续向下寻找疏松空隙感渐进刺入;刺入约 12 mm 时则停止进针,此时可捻转针柄约 30°以候气,不可提插,待患者觉喉局部有鱼骨卡喉的胀麻感时为得气,留针 30 分钟,其间每隔 10 分钟行针 1 次,行针捻转角度约 30°,不可提插,每次行针 10 秒钟,共行针 3 次。在留针期间,要求患者均匀地做喉部声门深呼吸运动,即快速深吸气,再缓缓地呼气;在做深呼吸运动时,患者可立即感到喉痛和紧束感得到缓解,喉部轻松舒畅。出针时嘱患者呼气,呼气时边捻转边徐徐出针,捻转角度不得超过 30°,出针后用消毒干棉签按压针孔,边按边揉 30 秒钟,使皮下肌肉纤维在按揉作用下交错位置,自然封闭针孔。每天针刺 1 次。

(三)针刺"嗓音奇穴"

针刺"嗓音奇穴"(人迎、水突穴位):取穴时令患者正坐稍仰面位或仰卧位,暴露颈部,在胸锁乳突肌前缘与甲状软骨上下角两侧接触部,避开颈动脉搏动处,选用 1.5 寸毫针,于喉中线成 45°～60°进针。进针前先以左手示指揣摩循切,按压穴位,以确定位置。然后以每秒 4~5 次的震颤速度,要求快慢均匀,同时以右手拇、示、中指夹住针柄,随着震颤频率,迅速将针刺入皮下。进针后,左手示指也不离开穴位,能起到导气、激发经气的作用。将针推入穴位得气后患者呈梗卡状针感,以梗卡状针感明显集中为佳。手法以捻转补泻为主、刺激量一般较为轻缓,以体针刺激量的 1/6~1/2 为宜。

(四)穴位注射

取双侧人迎穴,用 5 mL 一次性针管 6 号针头抽取清开灵注射液 2 mL,检查针尖无倒钩后常规消毒局部皮肤,避开大血管刺入穴位约 1 cm,抽无回血及空气后缓慢注入药物,每侧 1 mL,注射时嘱患者不可咳嗽或吞咽。以上注射隔天1 次,3 次为 1 个疗程。

(五)耳穴压豆

取耳部扁桃体、肺、皮质下、神门等穴。暴喑加咽喉轮 1、轮 3 穴;久喑加肝、肾穴,左右耳交替,操作时将洗净筛选过的王不留行籽 1 粒置于胶布(0.5 cm×0.5 cm)中心备用,然后用火柴棒的前端探取耳穴的压痛点,常规消毒皮肤待干后,将备好的王不留行籽小胶布贴在相关穴位及压痛点上,用拇指和示指对压耳穴,手法由轻至重,使之产生酸、麻、胀、痛、热感,每穴按压 1~2 分钟。患者每天自行按压 3~5 次,每 3 天更换 1 次,2 次为 1 个疗程,每疗程中间休息 3 天。

六、其他特色疗法

(一)穴位激光照射

主穴取少商、尺泽、合谷、天突、廉泉。发热者配大椎、曲池。小儿难以配合先给少量镇静剂,待入眠后施治。照射方法:用医疗氦-氖激光器或 CO_2 激光器均可,每次选取 1~2 个主穴位和 2~3 个配穴。照射功率可根据激光器型号的不同选用 8 mW 为宜。照射距离 30 cm 左右,光斑直径 2 mm,单穴照射时间3~5 分钟,连续照射 3 次为 1 个疗程。

(二)穴位放血法

(1)喉科放血法。①放血刀具:是用不锈钢或马口铁制成的长柄斜刃尖刀,形状类似刻字刀但尖锋较长,柄长 15 cm、20 cm,刀头成斜面单刃,长约 1.6 cm、2.0 cm。器械常规消毒方法消毒备用。②施术体位:患者取坐位,微仰面张大口;助手立于患者背后,以双手固定患者头部;术者立于患者正前方进行操作。③操作方法:先令患者以消毒溶液漱口,并清除口腔痰液及分泌物,然后以额镜或手电筒光点照亮施术部位;术者左手持压舌板将舌体下压,使充分暴露施术部位,右手拇、示、中三指如持笔法紧握刀柄尾端,并使刀锋斜刃能随意灵活转向。当刀头进入口腔时,要使斜刃向内,刀背沿一侧口角水平置入,直达病变局部进行点刺。进刀和施术时,应注意观察患者,如发现有恶心呕吐、咳嗽、拱舌、闭口,以及畏怯缩动,要迅速沿原路原式退出刀头,以免损伤口腔黏膜组织或口唇,甚至损伤血管引起大出血。对咽反射过度敏感、畏怯紧张或小儿患者,尤须加倍注意。

(2)少商穴放血:以三棱针或缝衣针刺双侧少商穴,深度以能挤出血滴为宜,每侧挤压放血2～5滴。

(3)综合刺营放血法:采取点刺拇指三商穴(少商、中商、老商)和耳轮三点(耳轮上、中、下各一点,等距)的综合刺营放血法,以宣泄热毒,散瘀通络、利喉开音,每天1次,1周为1个疗程。点刺三商放血施术时,医者先用手捋患者一侧手臂,以上臂往下沿腕直捋至拇指末端,往返数下,使拇指局部充盈血液;然后左手握紧拇指根部,右手持三棱针用点刺法快速点刺三穴,斜刺0.1 cm,急入急出,有似闪电,令其出血至自止。接着按同法刺另一拇指穴位。点刺耳轮三点放血施术时,医者先用左手揉摩患者一侧耳轮约5分钟,使局部充盈血液;然后左手捏紧耳轮相应部位,右手持三棱针用点刺法快速点刺三点,直刺0.1 cm,急入急出,有似闪电,令其出血至自止。接着按同法刺另一耳轮三点。

(三)吹药法

将药粉吹至咽喉部,临床上常选取清热化痰、消肿利喉的药物如冰硼散(冰片0.5 g,煅硼砂5 g,朱砂0.6 g,玄明粉5 g)、冰麝散(冰片2.5 g,麝香0.5 g,樟丹10 g,龙骨15 g,黄连10 g,牡蛎10 g)、复方西瓜霜(西瓜3 g,硝石1 g,芒硝2 g)、珠黄散(大黄3 g,炒牵牛子0.6 g,槟榔3 g,黄连0.9 g,化橘红0.15 g,珍珠0.15 g,牛黄0.15 g,琥珀0.6 g,朱砂0.15 g,冰片0.3 g)、珠黄散(人中白3 g,马勃粉15 g,青黛3 g,孩儿茶3 g,玄明粉1.5 g,硼砂3 g,薄荷1.5 g,黄连1.5 g,牛黄0.9 g,珍珠末0.9 g,梅片0.9 g)等吹喉,多用于风热侵袭之热证患者。

(四)含服法

将药液或丸剂含化后慢慢分次咽下,延长药物在病灶的停留时间,便于吸收。

1.铁笛丸

诃子、麦冬、茯苓、瓜蒌皮各300 g,贝母、甘草、桔梗各600 g,凤凰衣30 g,玄参 300 g,青果 120 g,制成丸剂。适用于本病属肺热者。

2.润喉丸

甘草 393 g,乌梅(去核)550 g,蝉蜕 26 g,玄明粉 26 g,食盐 26 g,马蹄粉 210 g,薄荷脑 4 g,制成丸剂。适用于本病属肺热者。

(五)雾化吸入法

(1)薄荷、藿香、佩兰、金银花、菊花、黄芩、蝉衣各适量,水煎成雾化液,即用。适用于风热侵喉之患者。每天 1～2 次,每次 10～20 分钟。

(2)苏叶、荆芥穗、防风、藿香、佩兰、蝉衣各适量,水煎成液,即用。适用于风寒袭喉者。每天 1～2 次,每次 10～20 分钟。

(六)吮痧疗法

取颈后大椎穴至后发际的连线上,常规消毒,术者口含少许凉水后反复吸吮上述皮肤部位,至出现紫红色充血斑为度,动作要轻柔,并配合抗生素等。

第五节 慢性喉炎

一、概述

慢性喉炎是一种常见的喉部疾病,是指喉部黏膜的慢性非特异性炎症,病程超过 3 个月,可波及黏膜下层及喉内肌。以声音嘶哑,喉部分泌物增多等为主要临床表现。一般可分为慢性单纯性喉炎、慢性肥厚性喉炎、萎缩性喉炎或干燥性喉炎。发病与职业有关,常见于教师、演员、歌唱家、长期持续演讲者及长期强噪声环境下工作者等。可发生于任何年龄,但以成人多见。本病一般属中医学"慢喉瘖""久瘖"等范畴。唐·孙思邈《备急千金要方》最早明确指出失音与肺有关,提出肺气不足,言语失音,用补肺汤治疗。张介宾《景岳全书》提出了"盖金实则不鸣,金破亦不鸣"的著名观点,指出:"咳嗽声哑者,以肺本属金,盖金实则不鸣,金破亦不鸣。金实者,以肺中有邪,非寒邪即火邪;金破者,以真阴受损,非气虚即精虚也。"本病如能及早治疗,多可获痊愈。若迁延日久,失治误治者效差,诚如《景岳全书》所言:"盖暂而近者易,渐而久者难。脉缓而滑者易,脉细而数者难。索无损伤者易,积有劳怯者难。数剂即开者易,久药罔效者难。"

二、病因病机

声音出于脏气,凡脏实则声弘,脏虚则声怯,故五脏之病皆能引起久病声音嘶哑之症。临床上以肺脾肾气虚、阴虚居多,亦有痰凝、血瘀者。

(一)肺肾阴虚

喉属肺窍,肺肾金水相生。肺阴不足,喉窍失养,或肾阴亏虚,虚火内生,熏灼喉窍,邪滞声户;或阴液有形之质不足,乃正气内亏,鼓动声户无力,发音不利。

(二)肺脾气虚

脾土生肺金。肺气不足,肺脾两虚,喉窍失养,祛邪不力,邪毒久滞声户;或气虚鼓动声户无力,声出不利。

(三)郁热熏喉

反复感受六淫,邪毒内郁化热,或饮食不节,郁热内生,肺胃不清,郁热上干清道,气血郁滞,喉窍不利。

(四)痰凝声户

脾胃失调,痰浊内生,循经上干,凝结于声户,致肥厚、结节、息肉。

(五)血瘀声户

反复感受外邪,正虚邪滞,情志不畅,气机不利,久病入络,瘀血不行,致声户肥厚、结节、息肉。

三、临床表现

(一)症状

(1)声音嘶哑是主要症状。表现为发声低沉、无力、粗糙,不能长时间讲话。晨起重,待活动或分泌物咳出后,嗓音改善。

(2)喉部分泌物增加,讲话时需要清嗓。

(3)喉部干燥,说话时有疼痛感。

(二)体征

根据病变程度及病理类型的不同,可有多种分型。广义的慢性喉炎,通过喉镜检查,按病变的程度可以分为以下3种类型。

1.慢性单纯性喉炎

喉黏膜弥漫性充血、水肿。声带失去原有的珠白色,呈粉红色,边缘变钝。黏膜表面可见有黏液附着,常在声门间连成黏液丝。

2.慢性肥厚性喉炎

喉黏膜上皮增生和变性,上皮下层常有广泛的慢性炎症细胞浸润。喉黏膜广泛肥厚,呈慢性充血状,一般呈对称性,以杓间区黏膜较明显。声带明显肥厚,向中线靠拢时有缝隙,呈闭合不全状。室带常受累变肥厚而遮盖部分声带。

3.萎缩性喉炎

喉黏膜萎缩,表现为喉黏膜干燥、变薄而发亮。杓间区、声门下常有白色、黄绿色或黑褐色干痂,如将干痂咳清,可见黏膜表面有少量渗血,声带变薄,其张力减弱。

四、诊断与鉴别诊断

(一)检查

喉部表现如下:黏膜早期呈暗红色、肿胀,以杓状软骨间切迹和杓会厌襞等处明显,声带失去固有光泽,表面布血管纹。后期因纤维变性,黏膜变为灰蓝色,明显增厚,仍以杓状软骨间切迹显著。声带渐变成暗红色,边缘增厚呈圆形。由于声带边缘增厚不能在发声时向中线并拢,室带常肥厚掩蔽声带,是过分代偿所致。

(二)诊断要点

(1)不同程度的声音嘶哑、粗糙,声调低沉。完全失声者少见,大部分患者噤声一段时间后声嘶缓解,但讲话多了声嘶加重。

(2)咽喉部不适、发干、异物感、刺痛或烧灼感,常有难以抑制的干咳。

(3)间接喉镜检查可见喉内黏膜及声带慢性充血,分泌物黏稠,声带肥厚或有小结节。部分病例声带黏膜萎缩、干燥,失去正常光泽。多继发于萎缩性鼻炎、慢性咽炎。

(三)鉴别诊断

1.喉癌

喉癌多见于老年男性,渐进性声音嘶哑,癌肿常局限于一侧,其表面呈菜花状或结节状,声带固定。活检病理可证实。

2.喉结核

喉结核咽痛明显,声音嘶哑、无力或失声。喉黏膜苍白,多有溃疡或增生,常合并肺结核。痰液查抗酸杆菌及活检病理可证实。

五、针灸治疗

(一)毫针刺法

(1)治法一。取穴合谷、鱼际、天突、人迎、水突、开音 1 号(位于人迎穴向喉结方向旁开 1.5 cm)、开音 2 号(位于水突穴向喉正中线旁开 1.5 cm 处)为主穴;曲池、尺泽、廉泉、足三里为配穴。每次主、配穴各取 1~2 个。治法:平补平泻,每天 1 次,10 次为 1 个疗程。或用脉冲电刺激法。

(2)治法二。取穴天突、廉泉。肺肾阴亏型加人迎、太渊、涌泉、照海、太溪;肺脾气虚型加合谷、足三里、血海、太渊;气滞血瘀痰凝型加合谷、人迎、气海、血海、足三里、丰隆、三阴交。操作:随症选穴,常规消毒。用 28 号 1.5 寸毫针,快速针刺,虚证用平补平泻法,实证用泻法。留针 30 分钟,每天 1 次,10 次为 1 个疗程。

(二)耳针法

主穴(耳穴):肺、大肠、肾、膀胱。配穴(体针):太渊、列缺、合谷、照海。一般以耳穴为主,病程长者再加配穴,每天一次,每次取双耳,留针 30~45 分钟,中间捻转 2 次,10 次为 1 个疗程,2 个疗程间隔 1 周。

(三)电针法

取穴:主穴取人迎;配穴取廉泉、天突、合谷、曲池。操作:穴位局部常规消毒后,选 28 号 1 寸毫针,快速针刺,得气后接电针治疗仪,选用疏密波,电流强度以患者能耐受为宜。每次 20 分钟,每天 1 次,7 次为 1 个疗程。

(四)芒针法

取穴下颊车透扁桃,天突,太溪。操作:患者取仰卧位,由下颊车进针,针尖直向前上方,通过口底部直达咽峡扁桃体,使局部有鱼刺异物感放散到咽部扁桃体,深度 1~3 寸。

(五)眼针法

取穴肺区、上焦区。操作:局部常规消毒后,采用眶外横刺法,得气后留针 10 分钟。每天 1 次,10 次为 1 个疗程。

(六)面针法

取穴咽喉穴、肺穴。操作:穴位局部常规消毒后,用 0.5 寸毫针,直刺肺穴,咽喉穴向下斜刺,行捻转手法,得气后留针 20 分钟。每天 1 次,7~10 天为 1 个疗程。

(七)舌针法

取穴咽喉穴、金津、玉液、肺穴。操作:常规消毒后,用 1.5 寸毫针点刺金津、玉液,出血 2～3 滴;余穴进针 1 寸,施捻转手法,得气后出针。每天 1 次,5～10 次为 1 个疗程。

(八)手针法

取穴咽喉穴、扁桃体穴。操作:局部常规消毒后,用 1.0 寸毫针,垂直刺入 0.5 寸左右,行捻转手法,得气后留针 10 分钟。每天 1 次,5～10 次为 1 个疗程。

(九)腕踝针法

取穴腕踝针上区。操作:穴位局部严格消毒后,按腕踝针疗法常规进针 1.4 寸,留针 20 分钟。每天 1 次,7～10 次为 1 个疗程。

(十)穴位埋线

1.取穴

天突、廉泉、扶突、合谷、增音(喉结两侧上方离中行线约 2 寸处)。

2.操作

用注射法。穴位消毒局麻后,用 9 号穿刺针装上 1 号羊肠线,刺入穴内。天突刺于气管和胸骨之间,廉泉向舌根斜刺,增音针尖向上方斜刺约 2 cm,以喉中如有针刺感为准,余穴直刺 2 cm,均埋入羊肠线 1 cm,10 天埋线 1 次,3 次为 1 个疗程。

(十一)穴位注射

1.取穴

主穴取天突、曲池、孔最。咽痛明显者,加咽痛(经验穴,人迎穴直上,颈前正中线旁开 1.5 寸,舌骨大角尖旁取之)或喉上(经验穴,前正中线旁开 1 寸,甲状软骨板上缘取之);剧痛者,加水突;喉返神经麻痹者,加喉下(经验穴,前正中线旁开 1 寸,甲状软骨板下缘取之)。每次选 1～2 穴,轮流使用。

2.药物

注射 0.9% 生理盐水溶液 2 mL(或酌加适量丹参注射液、维生素 B_1、维生素 B_{12} 等),炎症严重时加入银黄注射液;惧痛者加入 2% 盐酸利多卡因注射液 0.2～0.4 mL。隔天一次,5～7 次为 1 个疗程。

3.操作

患者取仰卧位,去枕,头颈后伸。穴位常规消毒。术者抽取药液于 5 mL 针筒内,选择 5 号半或 6 号半针头,左手固定皮肤并外推颈动脉鞘,右手持针,刺入深度 0.5~1 cm(一般做皮下注射),每穴注药 1~2 mL。注射时术者先抽回血,确信未误入血管后缓慢注入;患者也不要吞咽和变更体位,以免误伤。术后皮肤针眼用 75% 乙醇棉球覆盖,以防止感染。术后患者继续平卧或坐位观察半小时,无异常反应时方可离院。隔天一次,5~7 次为 1 个疗程。

(十二)梅花针疗法

取穴后颈部、颌下、耳垂下方(翳风为主)、合谷、大椎、阳性物处。操作:患者颈椎 4~7 两侧有条索状物及压痛,颌下可摸到压痛明显的结节即为阳性物处,找到阳性物处后,用梅花针以中度或较重刺激叩刺,并重点叩刺后颈部、颌下、耳垂下方,每天 1~2 次。

(十三)灯火灸法

取穴天突、水突、曲池、合谷、风池。操作:用拇指、示指持药线,露出线头 1~2 cm,点燃后吹灭火焰,将有火星之线端对准穴位,迅速准确地点按于穴位上,每穴灸 1 壮。每天施灸 1 次,10 次为 1 个疗程。

(十四)针刺加隔药饼灸治疗

(1)针刺取穴:基本穴为扶突、人迎、水突、通里、涌泉、开音穴(经验穴,位于喉结尖峰前上方凹陷处,仰头取穴)。

(2)辨证取穴:阴虚肺燥型加太溪、三阴交;肺脾气虚型加足三里、上巨虚;痰热蕴结型加丰隆、合谷。

(3)药饼粉制作:取白术、黄芪、百合、生地黄、半夏、胆南星,按 2:2:1:1:2:1 的比例称取,将上述诸药烘干、粉碎后过 80 目筛,装瓶备用。

(4)操作:①令患者仰卧位,头稍后仰,常规消毒后,取 0.30 mm×40 mm 毫针,分别在扶突、水突穴处快速进针,穴位周围产生酸胀感后,用捻转泻法行针 1 分钟快速起针,以无菌棉球按压针孔;然后取毫针在喉结旁开 1.5 寸人迎处,以示指推开颈总动脉,在其前缘快速直刺 20 mm,得气后用捻转泻法行针 30 秒,起针后按压针孔 1 分钟;再取开音穴,以毫针快速进针,得气后用提插泻法行针 30 秒起针后,按压针孔 1 分钟即可。②令患者仰卧位,用毫针取通里穴,快速直刺得气后,根据辨证分型,依次取太溪、三阴交、足三里、上巨虚,快速直刺得气后,用提插补法行针 1 分钟;丰隆、合谷快速直刺得气后用捻转泻法行针 1 分钟。上述诸穴留针 30 分钟,每 15 分钟再按上述补泻手法行针 1 次。③起针后,患者俯卧位,暴露双足底,将新鲜生姜取姜汁适量,再取瓶装备用药面 20 g,以姜汁调成糊状,制成直径 5 cm、厚 1 cm 的药饼,置双涌泉穴上,然后将艾绒制成直径 20 cm 的艾炷置于药饼上,点燃艾炷,使其燃烧,每穴每次灸 5 壮。

(十五)温针法

取穴天突、廉泉、膻中、哑门、大椎。操作:穴位局部常规消毒后,快速针刺,施捻转平补平泻法,得气后施温针灸法。每次 30 分钟左右,每天 1～2 次。

(十六)耳穴压豆法

取穴肺、胃、扁桃体、咽喉、面颊、肾。操作:耳郭常规消毒,将六神丸用橡皮膏贴于耳穴。嘱患者每天自行按压 3～4 次,每次每穴按压 2～3 下。两耳交替,每周换贴 2 次。

(十七)穴位贴敷

1.消炎止痛膏

选准廉泉穴,取消炎止痛膏 1 张,紧贴该穴,24 小时换贴 1 次,可连贴 3 次。若不愈,间隔 3 天后可重复使用。

2.喉喑膏

川芎、红花、王不留行、三棱、浙贝母、牛蒡子、薄荷脑、玉蝴蝶、冰片,各适量,研末备用,使用时用皮肤渗透剂调成糊状,贴敷于颈部两侧的廉泉穴,并用医用胶布粘贴固定于周围皮肤,6 天为 1 个疗程。

3.清咽膏

金银花、玄参、桔梗、青黛、红姑娘、冰片等打成细末,用透皮剂调成膏,敷贴在天突穴上,并用察香膏固定,敷贴 5～7 小时后取下,每天 1 次,7 次为 1 个疗程。

4.通络利喉膏

当归、赤芍、枳壳、玄参、生地黄、鸡血藤、马勃、木蝴蝶各 15 g,桃仁、红花、柴胡、桔梗、僵蚕、蝉蜕、浙贝母、石斛、川贝母各 9 g,甘草 6 g,樟脑 12 g,冰片 15 g,香油 3 000 g,红丹 420 g。方法:以上方药粉碎,过筛,冰片、樟脑研成细粉,红丹置铁锅内炒干。取麻油置不锈钢锅中,加热熬炼,不断搅拌,至油温达 300 ℃以上,滴水成珠,吹之不散。将红丹缓缓筛入炼油中,边加丹边用木棒搅拌,至皂化完全出现大量泡沫,膏液变成黑褐色,取少许滴入冷水中,捏之软而不黏手。将皂化完全的膏液趁热缓缓倒入冷水中,并不停搅拌,冷后将膏坨撕成碎块,放入冷水中浸泡 4～7 天。从水中取出膏块,置钢锅中,加热蒸干水分,熔化。温度降至 60～70 ℃时,加入樟脑、冰片细粉搅匀,保持 50～60 ℃的温度。每称取 10 g,摊于特制的膏药纸上,涂成圆形,盖一塑料薄膜,即得。取穴水突、天突、人迎、合谷、丰隆。每 2 天更换 1 次,或每天晚上贴,白天揭掉,每张膏药可使用 4 个晚上。适用于痰凝血瘀之慢喉喑。

5.散结开音膏

姜半夏、桃仁泥、藏红花、玉桔梗各 9 g,夏枯草、云茯苓各 12 g,福泽泻 15 g,青皮、陈皮、木蝴蝶、净蝉衣、生甘草各 10 g,胖大海 5 枚。方法:将上药制成外用药膏。治疗时用 75% 乙醇局部消毒咽喉廉泉至天突穴处,将药膏均匀敷于患处,盖敷固定。次日揭去敷料,用生理盐水清洁皮肤再换药,一般 3 次治愈。适用于痰凝血瘀之慢喉喑。

6.肺虚失声膏

党参、陈皮、贝母、半夏、桔梗、茯苓、桑白皮、知母、枳壳、杏仁、款冬、麦冬、地骨皮、黄芩、生地黄各 32 g,炒黄连、木通、五味子、苏子、诃子肉、石菖蒲、甘草、生姜各 15 g,枇杷叶、百合各 12 g。方法:以上方药用麻油熬制,黄丹收膏。治疗时将膏药贴胸口膻中穴及周围。

7.肾虚失声膏

党参、川芎、当归、熟地黄、白芍、茯苓、菟丝子、五味子、杜仲、巴戟天、橘红、半夏曲各 32 g,牛膝、白术、破故纸、胡芦巴、益智仁、甘草各 15 g,石菖蒲 10 g,加姜、枣适量。方法:以上方药用麻油熬制,黄丹收膏。治疗时将制好的膏药贴脐及脐下。适用于肾虚型之慢喉喑。

8.黄药利喉散

大黄、芙蓉叶、白及、羌活、黄柏各 30 g,文蛤、露蜂房各 10 g。方法:以上方药共研细末,以蜂蜜调和。取适量敷于颈前疼痛处,每天换药 1 次。适用于郁热熏喉之慢喉喑。

9.喉科异功散

斑蝥 12 g(去翅足,拌糯米炒黄,去米),血竭、乳香、没药、全蝎、玄参各 2 g,麝香、冰片各 1 g。方法:以上方药共研为细末,瓶贮备用。治疗时先在患者颈前按压,找到明显的压痛点后,以甲紫标记。用小块胶布,中间剪 1 个小孔,孔对标记处贴上,挑药末如黄豆大置孔中,上盖胶布固定。夏天 2～3 小时即发疱,冬季 6 小时后起疱。起疱后揭去胶布,以消毒针头刺破水疱,流出黄水,涂以甲紫液,盖上敷料。适用于血瘀型之慢喉喑。

六、其他特色疗法

(一)穴位激光照射法

氦-氖激光治疗仪输出功率 5～10 mW,通过光导纤维,使光束准确照射到双侧洪音穴,每天 1 次,每次 10～15 分钟;伴干咳少痰者,加照天突穴,每次 5 分钟,10 次为 1 个疗程,可做 1～3 个疗程。

(二)雾化吸入法

(1)金喉雾化剂:毛冬青、薄荷、瓜蒌皮、僵蚕、冰片等组成。

(2)桑叶、菊花、桔梗、生地黄、玄参、薄荷各 10 g。水煎沸,吸入蒸汽,用于慢性单纯性喉炎、萎缩性喉炎。

(3)藿香、半夏、川芎、乌梅、海藻、苍术各 10 g,煎沸,吸入蒸汽,适用于慢性肥厚性喉炎。或将药液过滤后,用于超声雾化吸入,每次 20 mL,每天 1～2 次。

(三)中药微波导入

采取桃红四物汤加减进行微波导入治疗。处方:桃仁 10 g、红花 12 g、赤芍 12 g、生地黄 12 g、当归 12 g、川芎 10 g、僵蚕 10 g、干地龙 12 g、夏枯草 10 g、丹参 10 g、牡丹皮 10 g。加水 500 mL,浸泡 2 小时,以武火煎沸后再以文火煎 30 分钟,取滤液 300 mL,加入适量防腐剂,冷藏备用。使用时用其煎液浸润 12 cm×12 cm大小的 4 层纱布敷于颈前喉部(每次 30 mL)。用微波治疗仪,频率 2 450 MHz体外辐射器,直径 16 cm。患者取卧位,辐射器置于喉部,距离皮肤 2～3 cm,治疗功率为 40～50 W,每次 15 分钟。

(四)碘离子直流电导入治疗

采用直流感应电疗机,治疗时将 10% 碘化钾溶液均匀浸湿衬垫,5 cm×10 cm衬垫电极接阴极置颈前两颌下部,辅电极 6 cm×10 cm 接阳极置于颈后,电流强度 3～6 mA,每天一次,每次 20 mm,15 次为 1 个疗程。

(五)清音喉疳散外吹

麝香、牛黄、冰片、琥珀、珍珠、象皮、乳香、没药、五倍子等。把清音喉疳散粉剂吹至咽喉部,以撒匀一层为度,连敷 3 遍,每遍间隔 10 分钟,每天 1～2 次。

(六)穴脉冲电刺激

取人迎、水突穴,用脉冲电治疗仪,每次 10 分钟,每天 1 次,每次 30 分钟。14 天为 1 个疗程。

(七)推拿按摩疗法

1.推拿疗法

(1)颈前部:患者取仰卧位,颈微后伸。首先往返拿揉夹喉穴(喉结旁开 1.5 寸,直下成一条直线,左右各一)5 分钟。再以轻柔的一指禅推法在人迎、水突、天突、膻中等穴上操作,每穴 1 分钟。在相应的压痛点及有条索样肿胀的病灶上以轻柔的弹拨法、缠法操作,直到疼痛及条索样肿胀消失或明显减轻为度。分别拿住甲状软骨及环状软骨,并有节律性左右轻推数次,使之活动,并有弹响声。最后往返轻抹夹喉穴 4～5 遍。可让患者轻轻清嗓,并将分泌物吐出。

(2)项背部:患者取坐位,头微前倾,上下往返拿揉颈项部 4～5 遍。

(3)按揉百会、风池、哑门、风府各半分钟,拿揉肩井及胸锁乳突肌。

(4)腰背部:患者取俯卧位,指振肺俞、肾俞各 2 分钟。

(5)患者坐位,医者用右手拇指与示、中二指相对,轻柔着力,拿推夹喉穴,自上而下往返拿推 10～20 分钟。然后,再用一指禅手法推天突、膻中穴各 2 分钟。最后,医者站在患者背后,用右手拿推双风池穴 2 分钟,用拇指点按风池穴 16 次;喉部疼痛者,双拇指分别点按双侧曲池、合谷穴各 16 次。隔天治疗 1 次,8 次为 1 个疗程,1 个疗程不愈者可连续治疗。

2.穴位按摩法

(1)按揉廉泉穴,用拇指指面按揉 100 次,手法轻柔,有酸胀感为佳。

(2)按揉人迎穴,用示指与拇指同时按揉两侧人迎穴 100 次,手法轻柔,有酸胀感为佳。

(3)按揉天突穴,用中指指端按揉 100 次,方向尽量向下,避免刺激食管,手法轻柔。

(八)音频电、超短波治疗

音频电流 20 mA,20 分钟,每天 1 次;超短波治疗电流 50 mA,每次 20 分钟,每天1 次。

第六节　急性扁桃体炎

一、概述

急性扁桃体炎是发生于腭扁桃体的一种急性非特异性炎症,主要表现为急性卡他性扁桃体炎和急性化脓扁桃体炎,也可伴有不同程度的咽黏膜及咽淋巴组织的急性炎症。临床表现为起病较急,咽痛,吞咽时疼痛加重,咽部异物感,堵塞感,高热等。本病是临床常见病,多发病,春秋季节气温变化大发病更多,发患者群主要是儿童及青年。由于致病菌可隐藏于扁桃体隐窝内,形成慢性扁桃体炎,当机体抵抗力因寒冷,潮湿,过度劳累,体质虚弱,烟酒过度,有害气体刺激等因素骤然降低时,可反复发作急性扁桃体炎。中医称为"风热乳蛾""喉蛾"。是以发热,喉核急发红肿疼痛,状如乳蛾或蚕蛾为主要表现的咽喉疾病。因其形似蚕蛾而命名,发于单侧者称"单蛾",发于双侧者称"双蛾"。金·张从正在《儒门事亲》中,对乳蛾的形态及病因病机进行明确论述:"热气上行,结薄于喉之两傍,近外肿作,以其形似,其谓乳蛾。一为单,二为双也。其比乳蛾差小者,名闭喉。"清·程国彭《医学心悟》中论述乳蛾的外治法:"乳蛾生喉间,状如乳头,一边生者,名单乳蛾。两边生者,名双乳蛾。以小刀点乳头出血立瘥。吹以柳花散,再服甘桔汤。凡针乳蛾,宜针头尾,不可针中间,鲜血者易治,血黑而少者难治。凡用刀针,血不止者,用广三七为细末,吹刀口上即止。凡使刀针,不可伤蒂下及舌下根,切记。"

二、病因病机

本病的发病多为感受风热或风寒化热,邪热乘虚内侵,肺胃热盛,或素体蕴热,邪热循经上犯,肺胃受之,火热邪毒搏结咽喉,灼伤喉核而致,病位主要在肺胃或脾胃。

(一)风热外袭,肺经有热

风热邪毒从口鼻入侵肺系,咽喉首当其冲。或风热外袭,肺气不宣,肺经风热循经上犯,结聚于咽喉,气血不畅,与邪毒互结喉核,发为急性扁桃体炎。

(二)邪热传里,肺胃热盛

肺失宣降,外邪壅盛,乘势传里,肺胃受之,肺胃热盛,火热上蒸,灼腐喉核而为病。亦有多食炙火,过饮热酒,脾胃蕴热,热毒上攻,蒸灼喉核而为病。本病病机主要是热证、实证,辨证要点在于区分热邪在表还是在里,一般初起伴有寒热者,多属表热证,两三天后但热不寒者,多属里热证。在表者轻,在里者重。

三、临床表现

(一)全身症状

急性滤泡性扁桃体炎及急性隐窝性扁桃体炎较重。表现为急性起病,可伴畏寒、高热,体温最高可达 39～40 ℃,可持续 3～5 天。幼儿可呕吐、因高热而抽搐、昏睡等,部分患者可有头痛、食欲降低、全身乏力、便秘、腰背及四肢疼痛等症状。其全身症状的表现并无特异性。

(二)局部症状

1.咽痛

咽痛为最常见的局部症状。起初多为一侧疼痛,继而可发展为双侧,吞咽及咳嗽时疼痛可加重,疼痛剧烈者可致吞咽困难,言语含混不清,疼痛可向同侧耳部放射。

2.呼吸困难

呼吸困难一般不重,常发生于儿童,因儿童气道较成人狭窄,肿大的扁桃体可堵塞气道,影响儿童睡眠,可表现为睡眠打鼾或睡时憋醒等。

3.软腭运动障碍

肿大的扁桃体挤压软腭,引起一过性的软腭功能不全,也可引起言语含混不清。

4.炎症向邻近器官蔓延引起的相关症状

炎症若向喉部蔓延,可引起喉部异物感、声嘶、喉痛、咳痰、发声力弱甚至失声等症状;向鼻部蔓延,可引起鼻塞、流水样涕或黏脓涕、头痛等症状;向鼻咽部蔓延,可波及咽鼓管,出现耳闷、耳鸣、耳痛及听力下降等症状。

四、诊断与鉴别诊断

(一)检查

(1)咽部黏膜呈弥漫性充血,以扁桃体及两腭弓最严重。腭扁桃体肿大,在其表面可见黄白色脓点或在隐窝口处有黄白色或灰白色点状豆渣样渗出物,可连成一片形似假膜,不超过扁桃体范围,易拭去,不易出血。

(2)下颌角淋巴结常肿大,且有明显压痛。

(3)血液学检查白细胞总数升高,中性粒细胞计数增高。

(二)诊断要点

(1)以咽痛、吞咽困难为主要症状,伴有发热。

(2)急性扁桃体炎起病较急,病程较短;反复发作则转化为慢性扁桃体炎,病程较长。

(3)咽部检查:扁桃体充血呈鲜红或深红色、肿大、表面有脓点,严重者有小脓肿。

(4)急性扁桃体炎患者血白细胞计数及中性粒细胞计数增高。

(三)鉴别诊断

本病应与咽白喉、樊尚咽峡炎及某些血液病引起的咽峡炎相鉴别(表4-1)。

表 4-1 急性扁桃体炎的鉴别诊断

	急性化脓性扁桃体炎	咽白喉	樊尚咽峡炎	单核细胞增多性咽峡炎	粒细胞缺乏性咽峡炎	白血病性咽峡炎
咽痛	咽痛剧烈	咽痛轻	单侧咽痛	咽痛轻	咽痛程度不等	一般无咽痛
咽部检查	两侧扁桃体表面有黄白色点状渗出物,可连成假膜,易擦去,不易出血	假膜灰白色,常超出扁桃体范围,不易擦去,强行剥去则易出血	一侧扁桃体覆有灰色或黄色假膜,易擦去,其下有溃疡	扁桃体红肿,有时覆有白色假膜,易擦去	坏死性溃疡,上覆深褐色假膜,周围组织苍白、缺血,软腭、牙龈有同样病变	覆有灰白色假膜,常伴有口腔黏膜肿胀、溃疡或坏死
淋巴结	下颌角淋巴结肿大、压痛	有时颈淋巴结肿大呈"牛颈"状	患侧颈淋巴结肿大	全身淋巴结肿大	无肿大	全身淋巴结肿大
全身情况	急性病容,畏寒、高热,全身症状与热度成正比	面色苍白,精神萎靡,低热,呈中毒症状	全身症状较轻	高热、头痛,急性病容,有时出现皮疹、肝脾肿大	脓毒性弛张热,全身情况迅速衰竭	急性期体温升高,早期出现全身性出血,严重者可致衰竭
实验室检查	涂片:多为链球菌 血液:白细胞明显增多	涂片:白喉杆菌↑ 血液:白细胞一般无异常	涂片:梭形杆菌及樊尚螺旋体 血液:白细胞稍增多	血液:异常淋巴细胞、单核细胞增多,可占50%以上,血清嗜异性凝集试验(＋)	血液:白细胞显著减少,粒性白细胞锐减或消失	血液:白细胞增多,分类以原始白细胞和幼稚白细胞为主

五、针灸治疗

(一)毫针刺法

实证宜针。主穴:分2组。①颊车、合谷、少商;②扁桃穴、内庭。配穴:天柱、鱼际。扁桃穴位置:双侧下颌角前下0.5寸处。主穴为主,每次选用一组,可单独应用,亦可交替轮用,据症情酌加配穴。每次选穴2～3个。第1组穴,头面部仅取患侧,四肢针双侧。少商、鱼际以三棱针点刺出血,余穴行提插加捻转,强刺激泻法。第2组穴,双侧均取,扁桃穴宜快速进针,针尖指向咽部,使针感达到咽部且有酸困胀之感觉。内庭用泻法。各穴均留针15～20分钟,小儿可不留针。每天1~2次。

(二)耳针法

主穴：分2组。①咽喉、扁桃体；②耳轮4、6及耳背静脉。配穴：少商、商阳（体穴）。主穴每次选一组，两组穴可单独用，亦可交替轮用，效不佳改配穴。第一组，先寻得两穴的压痛点，毫针刺入，以捻转法行强刺激，留针30分钟到1小时，或者每穴注入0.1 mL注射用水或青霉素10 U（须先做皮肤过敏试验）；第二组，在耳轮4、6及耳背静脉明显处，以三棱针或毫针（小儿）刺破，挤出血2~3滴。少商、商阳亦可刺血。上法均每天1次。

(三)蛾根、合谷配穴法

取穴蛾根（位于颌下部，下颌骨内缘，当下颌角前下方1寸处）、合谷。操作方法令患者取坐位，常规消毒皮肤后，选用0.30 mm×40 mm不锈钢毫针，蛾根穴从下颌骨内缘3~4 mm处进针，针尖向上垂直进针，进针后再向咽部斜刺25~35 mm，提插出现明显酸胀感即可，不采用捻转及补泻手法；合谷穴采用急提慢按的提插泻法，配合快速、大幅度捻转手法。两穴均为双侧取穴，留针30分钟。每天1次，3次为1个疗程。

(四)平衡针

取穴牙痛穴、肺病穴、泄热穴。操作方法选用0.30 mm×75 mm针具垂直刺入上述穴位2~4 cm，快速进针，局部产生酸、麻、胀感后出针，不留针。

(五)三棱针点刺法

1.治法一

(1)取穴：少商、商阳。

(2)操作方法：将上述穴位消毒，用三棱针点刺，挤出血液。

(3)疗程：每天1次或隔天1次，1~3次为1个疗程。

(4)建议出血量：以血色从紫黑变为鲜红色为度。

2.治法二

(1)取穴：耳尖。

(2)操作方法：消毒皮肤后，三棱针点刺耳尖穴，使出血数滴，然后以消毒棉球按压针孔。

(3)疗程：每天1次或隔天1次，1~3次为1个疗程。

(4)建议出血量：以血色从紫黑变为鲜红色为度。

3.治法三

(1)取穴:扁桃体局部。

(2)操作方法:患者头部稍向后倾,医者先嘱患者张口,左手用压舌板按压其舌体,暴露病变扁桃体,右手持消毒过的三棱针快速进针,对准双侧充血红肿的扁桃体表面的瘀络点刺2～4处,刺出血即可,让患者将血液分泌物吐出,用生理盐水漱口。

(3)疗程:每天1次或隔天1次,1～3次为1个疗程。

(4)建议出血量:1～5 mL。

(六)综合针刀刺营微创疗法

1.定位

(1)扁桃体。

(2)三商穴:经处奇穴,即少商、中商、老商之合称。少商位于拇指桡侧,距指甲根角0.1寸;中商位于拇指背侧正中,距指甲根0.1寸;老商位于拇指尺侧,距指甲根角0.1寸。

(3)耳轮三点:耳穴在耳轮上,由耳轮结节下缘始自上而下分布有轮1～轮6六个穴位点,取轮1、轮3、轮5。

2.方法

丛刺扁桃体患处放血,患者取坐位,头稍向后倾,头部固定,医者先嘱患者张口,用压舌板压定其舌头,暴露口咽部,然后,持5寸长毫针对准充血红肿之扁桃体,直刺。点刺三商穴放血,医者先用手捋患者一侧手臂,从上臂往下沿腕直捋至拇指下端,往返10下,使拇指局部充盈血液,右手持三棱针,点刺三商穴。点刺耳轮三穴放血,医者先用左手揉摩患者一侧耳轮,使局部充盈血液,用碘伏棉签擦局部,右手持三棱针快速点刺耳轮的轮1、轮3、轮5三穴,直刺,疾入疾出,轻轻挤压针孔周围,致出血。

(七)穴位注射

主穴:合谷、翳风、足三里;配穴:曲池、行间、照海、大椎。药液:生理盐水、维生素 B_1(含量50 mg/mL)、鱼腥草注射液,任选一种。方法:主穴为主,效不佳时改配穴。每次取2～3穴(头面部取患侧,四肢可取一侧或双侧),根据穴区肌肉丰厚情况,每穴注入0.3～1.0 mL药液。应在注射针头得气的条件下推药。每天1次,重者2次。

(八)灯火灸

取穴:角孙。先将角孙穴(患侧)处的头发自然分开,暴露出皮肤。取一缠线之灯心草,一端浸入食油内约 2 cm 长,点燃后迅速点烧穴位皮肤,一点即起,此时可闻得"叽"的声响,火灸部位即呈微红。火灸穴位 1 次即可,个别效不满意者次日再做 1 次。

(九)拔罐

取穴:大椎。嘱患者正坐,略低头,暴露穴区。行常规消毒后,快速进针至皮下,缓缓直刺,至得气后,行捻转结合小提插 1～2 分钟之后,即予拔针。然后取不易传热之橘皮或大片姜片、青链霉素瓶盖,置于大椎穴上,上放一团浸有 95％乙醇之棉球,点燃后即扣上玻璃罐具或直接用真空拔罐器吸拔,留罐15～20 分钟,至局部出现深红色或瘀斑后,去罐。每天 1～2 次,连续治疗,不计疗程。

(十)刺络拔罐法

取穴:少商、商阳、关冲、阿是穴、大椎穴。配穴:天容、合谷、内庭、曲池。操作方法前三穴常规取穴。阿是穴取法:患者取仰卧位,充分暴露颌下部位,颌下颈两侧部位压痛明显点即是阿是穴(即扁桃体在体表的投影位置)。在压痛中心及左右两侧取三点,两点间隔 5 mm 左右,使之呈"..."形状。以三棱针点刺放血数小滴,血少者可挤压出血数滴。均刺双侧双穴,每天一次,一般 1～3 次可愈。可选局部及辨证选取体针 1～2 个配穴,采用捻转手法,使针感向喉部扩散,留针10～30 分钟。忌辛辣食物。大椎穴刺络拔罐操作:选取皮肤叩刺针或 2 mL一次性注射针头浅刺大椎穴 4～5 下,选取适合的火罐迅速拔于穴位上,留罐 3～5 分钟,1～2 天 1 次。

(十一)穴位贴敷

釜底抽薪散:吴茱萸、大黄、黄连、胆南星各 3 g。将上述药物研成细末,用食醋调成糊状,并用干净纱布包好,睡前用温开水洗脚,熟睡后将药物敷于双足涌泉穴,并用纱布包扎固定,贴敷时间不低于 8 小时,连续治疗 5 天。

六、其他特色疗法

(一)刺血法

取穴:阿是穴(病灶区)。令患者取坐位,头稍向后倾,助手将其头部固定。术者右手持消毒之三棱针,左手持压舌板。患者张嘴,用压舌板按压舌体,暴露病变之扁桃体。消毒后,即快速进针,刺向扁桃体,每侧用针尖点刺 2～4 处(如扁桃体有脓性分泌物时,则向该处刺入),刺出血即可,让患者将血性分泌物吐出,并漱口。每天 1 次,2 次为 1 个疗程。

(二)吹药法

若有脓点,吹药更为必要。选用西瓜霜、冰硼散、珠黄散、锡类散、喉科牛黄散吹于患处。

(三)含服法

铁笛丸或润喉丸、喉症丸、六神丸,以清热解毒、润喉消肿。

(四)含漱法

(1)鲜土牛膝,连根带叶捣烂,煎汤频频含漱。

(2)山豆根、甘草煎汤频频含漱。金莲花、青茶叶少许,泡茶漱口,亦可饮之。

(五)雾化吸入法

(1)清咽雾化液:金银花、板蓝根、山豆根、青天葵、岗梅根、桔梗、牛蒡子、黄芩、冰片等水煎液,浓煎并反复过滤,沉淀,取液 50 mL,瓶装,消毒备用。超声雾化,口腔吸入,每天 1 剂,每次 15 分钟。

(2)三根喷喉方:岗梅根、山豆根、两面针、甘草、冰片。上药制成水剂,取药液 15 mL,加入雾化器中雾化,每天 2 次,每次 15 分钟,3 天为 1 个疗程。适用于风热外袭,肺经有热型急性扁桃体炎。

(六)啄治法

用扁桃体手术弯刀或类似的尖锐器械在扁桃体上做雀啄样动作而达到治疗疾病目的的一种方法,是咽喉病外治法之一。

治疗方法。①器械:常用无菌一次性塑柄手术刀 12PCS(一次性扁桃体手术弯刀),普通无菌压舌板。②操作方法:患者取坐位,头部放在有靠背的椅子上,儿童需家长抱扶,张口。医师面对患者,左手持压舌板压住舌体,暴露出扁桃体,不使用任何麻醉。右手持扁桃体手术弯刀,在扁桃体上做雀啄样动作,每刀深度 2～5 mm,视扁桃体大小确定进刀深度,每侧 3～5 下,啄治后有少量出血。同法做对侧扁桃体,一般急性扁桃体炎需要一周 2 次,5 次为 1 个疗程。

第七节　慢性扁桃体炎

一、概述

慢性扁桃体炎多由急性扁桃体炎反复发作转为慢性,患急性传染病(如猩红热、麻疹、流感、白喉等)后,也可引起慢性扁桃体炎,鼻腔、鼻窦感染也可伴发本病。本病是耳鼻喉科常见病多发病,以儿童和青少年多见。而且慢性扁桃体炎易引发由病灶性扁桃体炎并发的许多局部及全身病,如中耳炎,鼻窦炎,喉、气管、支气管炎等,并可并发急性肾炎,风湿性关节炎,风湿热,心脏病,长期低热等,临床上应引起高度重视。中医称为"虚火乳蛾""喉核"等,多为风热乳蛾,反复发作,或温热病后余邪未清而诱发,脏腑虚火,蒸灼于喉核而为病。症见咽喉干燥,微痒微痛,异物感,哽哽不适,喉核可肿大或干瘪,喉核红肿,表面或有黄白脓点。《石室秘录》记载:"阴蛾之证,乃肾水溃乏,火不能藏于下,乃飞越于上……乃结成蛾",论述了虚火乳蛾的病机以阴虚为主,阴液亏虚,则津液不能上输以滋养咽喉,阴虚生内热,致虚火上炎,蒸灼于喉核而为病。《辨证录》:"人有咽喉肿痛,日轻夜重,喉间亦长成蛾,宛如阳证,但不甚痛,而咽喉之际,自觉一线干燥之至,饮水咽之少快……人以为此喉痛而生蛾也,亦用泻火之药,不特杳无一验,且反增其重;亦有勺水不能下咽者,盖此证为阴蛾也。阴蛾则日轻而夜重,如阳蛾则日重而夜轻矣。斯少阴肾火下无可藏之地,直奔而上炎于咽喉也。治法宜大补肾水,而加入补火之味,以引火归藏。"

二、病因病机

本病的发病多为素体脏腑虚损,或劳伤过度,肺肾阴亏,或风热乳蛾,反复发作,或温热病后余邪未清而诱发。脏腑虚损以肺脾虚损,痰凝血瘀为多,肺肾阴虚多为阴液亏虚,虚火上炎,蒸灼于喉核而为病。

(一)肺肾阴虚,虚火上炎

邪毒滞留,灼伤阴津;或温热病后,肺肾亏损,津液不足,不能上输滋养咽喉,阴虚内热,虚火上炎,与余邪互结喉核而为病。

(二)脾胃虚弱,喉核失养

素体脾胃虚弱,不能运化水谷精微,气血生化不足,喉核失养;或脾不化湿,湿浊内生,结聚于喉核而为病。

(三)痰瘀互结,凝聚喉核

余邪滞留,日久不去,气机阻滞,痰浊内生,气滞血瘀,痰瘀互结喉核,脉络闭阻而为病。本病多为虚证或虚实夹杂证,病位在肺脾肾,且病久体弱,脏腑失调,邪毒久滞喉核,易致病程迁延,反复发作。

三、临床表现

(一)咽痛、咽异物感

咽痛每遇感冒、受凉、劳累、睡眠欠佳或烟酒刺激后咽痛发作,并有咽部不适及堵塞感。

(二)口臭

由于扁桃体内细菌的繁殖生长及残留于扁桃体内的脓性栓塞物,常可致口臭。

(三)扁桃体肿大

扁桃体肿大多见于儿童,肥大的扁桃体可使吞咽困难,说话含混不清,呼吸不畅或睡眠时打鼾。

(四)全身表现

扁桃体内的细菌,脓栓常随吞咽进入消化道,从而引起消化不良。如细菌毒素进入体内,可有头痛、四肢乏力、容易疲劳或低热等表现。

四、诊断与鉴别诊断

(一)检查

1.血常规

发作期可见白细胞计数增高。

2.抗链球菌溶血素

当慢性扁桃体炎反复急性发作或与肾炎等继发病情相关时,可见抗链球菌溶血素"O"明显升高。

(二)诊断要点

(1)有急性扁桃体炎反复发作病史。

(2)咽部有干、痒、隐痛,异物感或吞咽不利。

(3)双侧扁桃体及舌腭弓慢性充血,扁桃体肿大或萎缩,表面凹凸不平并有瘢痕,黏膜下有黄色点状物,挤压扁桃体有乳酪状物从隐窝口排出。两侧颌下淋巴结肿大,有压痛或无。

(4)单纯型扁桃体炎一般全身体征不明显。病灶型扁桃体炎全身可有不适感、头痛、乏力、易倦、低热,及心、肾、关节等扁桃体源性疾病所反映的体征。

(三)鉴别诊断

1.生理性扁桃体肥大

生理性扁桃体肥大多见于儿童和青少年,多无自觉症状,扁桃体表面光滑、无充血,隐窝口无分泌物潴留,触之柔软,与周围组织无粘连。

2.扁桃体角化症

由于扁桃体隐窝口上皮过度角化而出现的白色尖形沙粒样物,触之坚硬,不易擦去。咽后壁或舌根等处也可见此类角化物。

3.扁桃体肿瘤

一侧扁桃体迅速增大,或扁桃体肿大并有溃疡,常伴有周围淋巴结肿大,活检可确诊。还应注意的是,即使是双侧扁桃体肿大,也不能完全排除肿瘤的可能性,需要仔细鉴别。

五、针灸治疗

(一)毫针刺法

1.主穴

取咽安(位于下颌角下缘颈侧部)。配穴取三阴交、上廉泉、合谷穴。

2.操作

用75%乙醇棉签对患者穴位局部皮肤及操作者手指消毒3遍后,用1寸毫针直刺主穴咽安,双手爪切进针,深度0.5寸,行提插捻转补法,已出现酸、麻、重,胀感为度。留针30分钟,中间15分钟行针一次,出针用补法。同时配合针刺三阴交、上廉泉、合谷穴。每天1次,7天为1个疗程。

(二)上病下取法

取穴照海、涌泉。操作方法患者取仰卧位,取双侧照海穴与涌泉穴,用1寸毫针刺照海穴,直刺0.5寸,平补平泻;艾条温和灸涌泉穴。每天1次,每次20分钟,7天1个疗程。1个疗程后,嘱患者每天洗脚后自灸涌泉穴(温和灸)20分钟,坚持3周,共治疗4周。

(三)醒醐灌顶针法

取穴:廉泉、上廉泉、天突、气海、中脘、百会、大椎、咽安穴、涌泉穴。操作方法前数穴常规取穴。咽安穴针刺方法:用75%乙醇棉签对患者穴位局部皮肤及操作者手指消毒3遍后,用1寸无菌针灸针直刺咽安主穴,双手爪切进针,深度0.5寸,行提插捻转补法,以出现酸、麻、重、胀感为度。留针30分钟,中间15分钟行针1次,出针用补法。涌泉全程施灸法。每天1次,7天为1个疗程。

(四)耳针法

取扁桃体穴埋针,每天按压数次以加强刺激。或取咽喉、肾上腺、皮质下、脾、肾等穴,用王不留行籽贴压,每天以中强度按压2～3次,以加强刺激。

(五)穴位注射

天突、合谷、孔最、曲池,每次取1～2穴,单侧或双侧,每穴注射10%葡萄糖2 mL或生脉散注射液1～2 mL,每天或隔天1次,5～7次为1个疗程。

(六)火针疗法

患者取坐位,家属位于患者左侧扶持住患者,同时嘱患者头略后仰,医师位于患者右侧,左手持压舌板压在舌体前2/3与后1/3交界处,嘱患者软腭上抬,在照明下充分暴露扁桃体,医师右手持中号火针,并在酒精灯上烧针,待火针由红转白时,快速刺入肿大的扁桃体,疾进疾出,在每侧肿大扁桃体的中心向周围点刺3～4次,深度约为肿大扁桃体前后径的1/2,点刺后以生理盐水漱口。每次治疗间隔时间逐渐延长,分别为7天、10天、15天、20天。

六、其他特色疗法

(一)烙治法

对于喉核肥大者,可配合用烙治法。方法:利用特制的长柄烙铁,烙铁面积大小不一(直径0.2～0.5 cm),经加热、蘸香油后在扁桃体表面进行烙治,每次每侧扁桃体烙5～6次,烙至扁桃体表面黏膜发白,每周1次,经5～6次烙治扁桃体可以明显缩小并减少炎症发作次数。一般扁桃体Ⅲ度者须烙25～30次,Ⅱ度者须烙15～20次。本法尤其适用于因全身情况不宜于手术者,但急性炎症期间及年龄大小不能合作的儿童禁用。

(二)啄治法

本法是治疗慢性扁桃体炎的外治法。适应证:适用于慢乳蛾反复发作,或发热持续或扁桃体肥大等症状。方法:用一种镰刀片在扁桃体上做雀啄样割治,每侧4～5下,伴少量出血,以吐2～3口血为度。5～7天一次,5次1个疗程。一般患者根据病情可进行1～3个疗程治疗。本方法痛苦小,一般患者仅有恶心的感觉,无不良反应,不需要麻醉,治疗完毕后 30 分钟患者即可正常进食。

(三)含漱法

1.不同证型所用方药

(1)阴虚证:百合固金汤(生地黄、熟地黄、当归、芍药、甘草、百合、贝母、麦冬、桔梗、玄参)加减。

(2)气虚证:六君消瘰汤(党参、白术、茯苓、法半夏、陈皮、甘草、玄参、贝母、牡蛎)加减。

(3)痰瘀互结证:会厌逐瘀汤(桃仁、红花、当归、赤芍、生地黄、桔梗、玄参、甘草、枳壳、柴胡)合二陈汤(法半夏、茯苓、陈皮、甘草)加减。

2.用法

上方水煎含漱。

(四)外敷法

下颌角敷药:珍珠、麝香、蟾酥、僵蚕各等份,研细末混匀后装瓶备用。取少许药粉(不超过 0.5 g)置于 1.5 cm×1.5 cm 大小医用胶布中心,贴于下颌角处,5 天后取下,见同部有少量淡黄色分泌物即可。

第八节　扁桃体周围脓肿

一、概述

扁桃体周围脓肿为扁桃体周围间隙的化脓性炎症,常继发于急性扁桃体炎或慢性扁桃体炎急性发作。由于扁桃体隐窝特别是上隐窝引流不畅或深部滤泡化脓,感染向深层发展,穿透扁桃体被膜进入扁桃体周围隙,也可发展至扁桃体周围隙,形成扁桃体周围炎,继而形成脓肿,常发生于一侧。多见于儿童、青壮年。常有高热等全身症状。中医称为"喉痈""喉关痈""锁喉痈"。本病多因乳蛾脏腑虚损,热毒炽盛,热燔营血,局部气血壅滞,热毒壅盛而化脓。起病急,发展迅速,常导致咽喉肿塞,吞咽困难甚或呼吸困难。《疡科心得集》:"锁喉痈,生于结喉之外,红肿绕喉。以时邪风热,客于肺胃,循经上逆壅滞而发;又或因心经毒,兼挟邪风结聚而发。初起外候与火痰相似,根盘松活,易于溃脓者顺,坚硬而难脓者重。"说明其病情变化急剧以引发呼吸困难而窒息。《疡医大全》:"喉痈生于咽外正中,肿痛妨碍饮食,红肿发热,如必欲溃脓,软而胀痛者针之,内服补托之剂,玉红膏搽贴其肌完口。"介绍了喉痈的排脓及溃脓后的补托排脓方法。

二、病因病机

本病大多为实证热证,多因素体肺胃积热,复感外邪,内外合邪,热毒搏结咽喉,或素体肝胆火旺,复感邪毒炽盛,相火内动,脾中痰热随之上扰,结于咽喉,内腐成脓而成。后期或溃脓后可出现虚实夹杂证。

(一)外邪侵袭,热毒搏结

急乳蛾时热毒乘虚,循口鼻而入,肺卫不固,咽喉为肺胃所属,咽喉首当其冲,邪毒与气血搏结不散,导致气血壅聚而为病。

(二)热毒困结,化腐成脓

热毒炽盛,入里化火,外邪不解,引动脏腑积热上攻,内外火热邪毒搏结于咽喉,热毒壅滞,邪毒困结,灼腐血肉而化为脓。

(三)气阴耗损,余邪未清

火热毒邪久灼咽喉,腐肉溃泄,气血遂虚,又因咽痛饮食受损,肺脾不足,加之清解攻伐,故气阴两伤,余邪未清。

本病多为火毒炽盛,脓溃后有多为虚实夹杂证,病位在肺、胃、肝、脾、肾。临床病机变化较剧,喉痈辨证中要注意有脓无脓,若肿胀散漫,可用压舌板轻触患处,坚硬者,脓未成;如红肿光亮,高突,四周红晕紧束,按之软者,是为脓已成。又脓未成之时痛觉散漫,脓已成,则痛觉集中,且有跳动之感。《咽喉经验秘传》中说:"凡喉症,至五日而重,如三日前症虽重,尚未成脓,药能消散,若过五六日,患处多成脓。"辨别脓之成与否,对指导治疗有很大的意义。

三、临床表现

(1)大多数发生于急性扁桃体炎发病 3～5 天后,发热仍持续或又加重。一侧咽痛较扁桃体炎时加剧,常放射至同侧耳部及牙齿,因咽痛剧烈及软腭肿胀,患者吞咽困难,口涎外溢,饮水向鼻腔反流,语言含混不清,周围炎症波及翼内肌时,出现张口困难,脓肿甚大者可能引起上呼吸道梗阻。

(2)患者表情痛苦,头偏向患侧稍前倾。口臭多涎,舌苔厚腻,张口受限,颈淋巴结肿大、压痛。若为前上位脓肿,患侧舌腭弓上部及软腭充血、肿胀,明显隆起,扁桃体覆以脓性分泌物,被推向内下方,悬雍垂充血肿胀转向对侧;后上位脓肿时,患侧咽腭弓明显肿胀隆起,扁桃体被推向前下方;下位脓肿者极少见,但可并发咽、喉水肿及颈动脉鞘炎,以扁桃体下极与舌根部之间肿胀隆起为著,而软腭及悬雍垂充血肿胀不明显。

四、诊断与鉴别诊断

(一)检查

血白细胞及中性粒细胞计数增多。脓肿穿刺抽脓,脓液可做细菌培养和药敏试验。

(二)诊断要点

(1)急性扁桃体炎或慢性扁桃体炎急性发作4～5天后症状加重。

(2)咽部剧痛,常放射到同侧耳部,张口受限,吞咽困难,涎液潴留,言语含糊不清,似口中含物。发热、全身不适,呈急性病容。

(3)可见咽黏膜充血,患侧软腭充血肿胀显著。

(4)颈淋巴结肿大、压痛,颈部呈假性强直,头倾向患侧。

(三)鉴别诊断

1.咽旁脓肿

咽旁脓肿为咽旁间隙的急性化脓性炎症,肿胀部位在一侧颈外下颌部,伴有压痛,病侧扁桃体和咽侧壁被推向中线,但扁桃体本身无病变。

2.智齿冠周炎

智齿冠周炎多发生在下牙槽内侧,下颌第三磨牙(智齿)冠周炎常因阻生牙而起病,牙龈红肿,牙冠上覆盖肿胀组织,红肿可波及扁桃体前部及舌腭弓,但扁桃体和悬雍垂一般不受影响。

3.急性白血病

急性白血病:有时咽峡部呈急性炎症现象,但疼痛轻,局部有出血坏死,牙龈部亦有出血灶,根据血常规和骨髓象可得确诊。

4.扁桃体恶性肿瘤

扁桃体恶性肿瘤多见于成人。单侧扁桃体肿大,局部炎症不明显,质硬,表面光滑或溃疡,或呈菜花状,早期临床症状不明显。易早期颈淋巴结转移,局部活检即可确诊。

五、针灸治疗

(一)毫针刺法

主穴:合谷,内庭,大椎,太冲;配穴:张口不开者加下关、颊车、地仓;溃脓期余邪不清,加阴陵泉、足三里。操作方法实证者用毫针泻法。虚证者用补法。

(二)平衡针

选穴咽痛穴、肺病穴、牙痛穴、感冒穴。操作方法选用 0.30 mm×75 mm 针具垂直刺入上述穴位 2~4 cm,快速进针,局部产生酸、麻、胀感后出针,不留针。

(三)揿针

操作方法:选用 1.5~2 mm 揿针,以双侧天容穴为主穴,配鱼际、廉泉、双侧人迎,留针 72 小时(夏天留 48 小时)。

(四)针刀疗法

选穴:鱼际。操作方法:常规消毒后,以 4 号针刀对一侧鱼际穴进行切割刺激2~3 下,进针深度 0.5~0.8 cm,然后棉球按压止血。

(五)穴位贴敷

(1)如意金黄散:大黄、黄柏、姜黄、白芷、生南星、陈皮、苍术、厚朴、甘草、天花粉。

(2)芙蓉膏:新鲜木芙蓉叶,凡士林。用新鲜的木芙蓉叶洗净晾干,加凡士林,用木棒捣烂成泥状敷于患处。

(3)紫金锭:山慈菇、朱砂、五倍子、雄黄、红大戟、穿心莲、千金子、三七、冰片,以上药,除冰片外,其余八味粉碎成细粉,过筛,加入冰片及糊精、糯米粉、炼蜜、碳酸钙等适量,混匀,制成颗粒,压制成锭。敷于患处。

六、其他特色疗法

(一)含漱法

用金银花、菊花、甘草、薄荷、桑叶水煎,冷后频频漱口,以疏风清热,解毒消肿。

(二)吹药法

冰硼散或吹喉消炎散、冰麝散等,有清热解毒、去腐消肿作用。每次少许,每天 6~7 次。

(1)冰硼散:玄明粉 52 g,朱砂 6.3 g,硼砂 52 g,冰片 5.2 g。取朱砂水飞研细,硼砂研细粉,将冰片、玄明粉与上述细粉混匀,过 7 号药典筛。密闭防潮。

（2）冰麝散：黄柏 3 g，黄连 3 g，甘草 1.5 g，麝香 0.3 g，鹿角霜 15 g，玄明粉 3 g，明矾 1.5 g，硼砂 7.5 g，冰片 1.2 g。先将黄柏、黄连、甘草混合粉碎，过筛，再加入其余各药，研磨后再过 7 号药典筛，装瓶密闭。

（3）吹喉消炎散：皂角烧灰、胆矾、牛黄、冰片各 0.3 g，麝香 1 g，为末。

（三）含服法

六神丸，每次 2～3 粒，每 4～6 次。

（四）耳垂放血

耳垂局部消毒后，用消毒之三棱针刺破耳垂，深约 0.5 cm，挤出血液 10 滴即可。可两侧放血，也可单侧放血。一般放血一次即见效，病情严重者可连续 2 天放血，每天一次。

第九节　鼾　　症

一、概述

鼾症是指患者熟睡后鼾声响度增大超过 60 dB 以上，妨碍正常呼吸时的气体交换。5%的鼾症患者兼有睡眠期间不同程度憋气现象，称阻塞性睡眠呼吸暂停综合征。根据统计数据显示，打鼾问题以男性较为严重，男与女的比例是（2～4）∶1。中医学古代有鼻鼾、打鼾、鼾眠等称呼，散见于风温、痰证、鼾眠候、多寐、嗜卧、嗜睡等病症。《伤寒论》首先提出"风温为病，脉阴阳俱浮，身重，多眠睡，鼻息必鼾，语言难出。"隋代巢元方《诸病源候论》云："鼾眠者，眠里喉咽间有声也。人喉咙，气上下也。气血若调，虽瘩寐不妨宣畅；气有不和，则冲击喉咽而作声也。其有肥人眠作声者，但肥人气血沉厚，迫隘喉间，涩而不利亦作声。"这里所述的打鼾与现在的鼾症相似，指出打鼾是在睡眠中发生，其声音自喉咽间发出，强调气血不调，气道不畅，气流冲击咽喉则会发出鼾声，并指出肥胖之人容易睡眠打鼾，是由于其气血沉厚，迫塞喉间，气息出入涩滞不利而发出鼾声。

二、病因病机

颃颡、咽喉及喉关是呼吸气流出入之通道，亦为肺之门户，若该气道因多种原因出现狭窄，则睡眠时气息出入受阻，冲击作声，如气道完全阻塞，甚则气息出入暂时停止(呼吸暂停)。呼吸气道、官窍以清通为用,当各种原因造成清窍不通时,则会导致打鼾及鼾症。主要病因包括六淫、痰浊、瘀血等,主要为痰瘀互结与肺脾气虚。

(一)痰瘀互结

脾为生痰之源,若过食生冷肥甘厚味或嗜酒无度,损伤脾胃,运化失调,则水湿不化,壅而生痰,痰浊结聚,咽喉气机阻滞,脉络阻塞,气血运行不畅,易致瘀血停聚,痰瘀互结气道,迫于咽喉,致气流出入不畅,冲击作声,导致鼾症,甚则呼吸暂停。注意本型多见于肥胖患者。

(二)肺脾气虚

肺主一身之气,脾为气血生化之源,又主肌肉。在饮食、思虑、劳倦、久病等病因作用下,致肺脾气虚,气血生化乏源,咽喉肌肉失养,则痿软无力,弛张不收,导致气道狭窄,气流出入受阻,导致鼾症,甚则呼吸暂停。

三、临床表现

(一)临床特征

睡眠打鼾是鼾症的临床特征。患者睡眠时打鼾,鼾声如雷,张口呼吸,严重时可出现长短不一的呼吸暂停,甚至突然醒、端坐呼吸。成年患者往往是长时间持续性打鼾,在外感、疲劳时症状加重。儿童患者在有外感、饮食不当等诱因时,可以导致打鼾加重。患者仰卧位睡眠时打鼾往往较明显,体位改变后打鼾减轻或消失。

打鼾的病程长短不一,因于外感诱发或加重者,经过治疗后可以明显减轻,但因于肥胖、腺样体增生而显著者,往往症状持续时间较长。

(二)主要伴随症状

本病常伴随的症状是夜间睡眠不安,白天可出现头昏、注意力不集中、记忆力衰退、倦怠、嗜睡等症状。成人与儿童鼾症有不同的伴随症状:成人鼾症常伴有胸闷、心悸、脾气暴躁、记忆力减退,以及性功能障碍等,严重者可引起高血压、冠心病、糖尿病和脑血管疾病等并发症。儿童鼾症常伴有睡眠中反复惊醒、耳胀、听力下降等,由于患儿较小,一般不能准确描述耳部症状,常常是在听力下降之后一段时间才被大人发现。因此,对于儿童打鼾,应注意询问是否存在耳部症状,并进行必要的耳部检查。

四、诊断与鉴别诊断

(一)检查

对鼾症患者,应进行鼻咽喉的相关检查及睡眠呼吸监测。

1.鼻咽喉检查

进行鼻咽喉内镜检查或影像学检查,有助于判断上气道阻塞的部位。成人常可发现鼻咽、口咽、喉咽等部位有一处或多处软组织肥大或气道肌肉松弛,吸气时软组织塌陷堵塞气道,如腺样体肥大、扁桃体肥大、软腭肥厚下垂或吸气时塌陷、舌根后坠等。小儿主要可见到腺样体肥大或扁桃体肥大。

2.睡眠呼吸监测

应用多导睡眠监测(Polysomnography,PSG)进行睡眠呼吸监测,可了解睡眠中呼吸暂停及缺氧的程度,有助于判断病情的严重程度,为选择治疗方法提供依据。

(二)诊断要点

患者睡眠时有严重打和反复的呼吸暂停现象,白天通常感到嗜睡。检查有上气道狭窄因素,影像学可显示上呼吸道结构异常。应用多导睡眠仪监测每夜7 小时睡眠过程中呼吸暂停及低通气反复发作 30 次以上,或睡眠呼吸暂停低通气指数≥5。(睡眠呼吸暂停低通气指数是指平均每小时睡眠中睡眠呼吸暂停和低通气的次数)

(三)鉴别诊断

本病需与中枢性睡眠呼吸暂停相鉴别。中枢性睡眠呼吸暂停较为少见,常因脑部中枢系统未能有效把呼吸信号送达有关器官及组织,可因中风及心脏病等诱发,依据 PSG 记录分析,呼吸运动和口鼻气流同时停止为其特征。

五、针灸治疗

(一)毫针补泻法

主穴廉泉、风池、阴陵泉、阳陵泉。配穴肺气失宣者加太渊、膏肓,痰热闭肺者加鱼际、丰隆,脾虚湿蕴者加足三里、脾俞,痰血阻滞者加膈俞、血海。操作方法:穴位常规消毒,廉泉向舌根斜刺 0.5～0.8 寸,行提插捻转平补平泻法;风池向鼻尖方向刺 0.5～0.8 寸,行提插捻转泻法;阴陵泉直刺 0.5～1.2 寸,行提插捻转平补平泻法,阳陵泉直刺 1～1.5 寸,行提插捻转泻法。配穴根据虚补实泻的原则,采用提插捻转补泻的方法。针刺得气后,留针 30 分钟。

(二)针刺配合耳穴

痰湿蕴肺型,治当化痰利湿,宣肺利窍,选太渊、丰隆、天突;痰瘀阻肺型,治当补肺利窍,活血养心,选太渊、通里、血海、人迎;肺肾亏虚型,治当补益肺肾,理气开窍,选穴太渊、太溪、廉泉。耳穴治疗以健脾运湿、宣肺利窍为总的治疗原则,适当选用神门、皮质下、肺、脾、咽等穴位。耳穴贴压王不留行籽。

六、其他特色疗法

(一)啄治法

啄治法是在中医传统外治法的基础上加以研究改进的一种治疗方法,以刀针及烙法为启,借鉴刀针、烙法、疮科破脓刺血经验及针灸疗法,直接在扁桃体上实施治疗,有切开排脓、疏导瘀阻的作用。操作方法:患者取坐位,张口,以压舌板压住舌体,充分暴露扁桃体。持扁桃体手术弯刀,在扁桃体上做雀啄样动作,每刀深度为 2～3 mm,每侧 4～5 下,伴少量出血,以吐 2～3 口血为适度。同法做对侧扁桃体。治疗后半小时内禁食。操作工具无菌塑柄手术弯刀(扁桃体啄治刀)。疗程 2～3 天 1 次,5 次为 1 个疗程,治疗 3 个疗程。

(二)烙法

操作方法根据扁桃体肥大的程度,挑选特制的烙铁在酒精灯上烧至通红后蘸上麻油,然后迅速送入口腔,对准扁桃体施行烧烙,当局部听到"兹拉"声后(0.5～1 秒)立即将烙铁抽出,此为一铁治疗量。每侧扁桃体 5～8"铁"为一次治疗量。每次治疗后扁桃体表面会形成一层烙痂或白膜,3～5 天后即可脱落,5～7 天一次,5 次 1 个疗程。应注意,为了防止烫伤口内其他部位的黏膜,在烙治过程中,烙铁须在压舌板上面进出口腔。一旦发生口腔黏膜烫伤,可按烫伤处理。

参 考 文 献

[1] 莫宏兵,卢晓蕾,刘佳,等.五官科疾病诊断与治疗[M].重庆:重庆大学出版社,2022.

[2] 王宇,石德晶,王玉婷.五官科疾病诊疗精要[M].北京:中国纺织出版社,2021.

[3] 刘建成.临床常见五官科疾病诊治[M].南昌:江西科学技术出版社,2021.

[4] 王晓曼,张燕.五官科常见病中医药适宜技术[M].北京:中国中医药出版社,2020.

[5] 周旭峰.现代耳鼻喉学基础与实践[M].北京:中国纺织出版社,2021.

[6] 吴子明,刘博,韩军良.临床前庭医学[M].北京:人民卫生出版社,2022.

[7] 张守伟.临床耳鼻喉科诊治进展[M].长春:吉林科学技术出版社,2019.

[8] 马宝录,谢春,张秀静.实用全科医学诊疗[M].长春:吉林科学技术出版社,2019.

[9] 王伟.耳鼻咽喉科疾病诊治[M].长春:吉林科学技术出版社,2019.

[10] 毛得宏,何中美.耳鼻喉常见疾病的中医预防调养[M].北京:中医古籍出版社,2021.

[11] 张新响,高言歌,庞开云,等.耳鼻喉疾病中医特色外治337法[M].北京:中国医药科学技术出版社,2021.

[12] 王富春,周丹.临床腧穴特种疗法备要[M].上海:上海科学技术出版社,2021.

[13] 吴允刚.耳鼻喉疾病诊断与治疗[M].天津:天津科学技术出版社,2019.

[14] 韩秀丽.耳鼻咽喉病症中医特色外治疗法[M].北京:中国纺织出版社,2021.

[15] 刘蓬.实用中医耳鼻喉科学[M].北京:中国中医药出版社,2020.

[16] 李浩,李凡成,刘元献.耳鼻咽喉科常见病中医特色疗法[M].北京:人民卫生出版社,2019.

[17] 阮岩,何伟平,刘元献.变应性鼻炎的中西医结合治疗[M].北京:科学出版社,2021.

[18] 孙书成.中医耳鼻咽喉科医师处方手册[M].郑州:河南科学技术出版社,2022.

[19] 文忠,张美佳,万保罗,等.耳鼻咽喉头颈外科临床治疗学[M].长春:吉林科学技术出版社,2019.

[20] 杜光勇,杨颖,杨才德.埋线等中医适宜技术治疗过敏性鼻炎[M].北京:中国中医药出版社,2022.

[21] 许银姬,薛长利.变应性鼻炎[M].北京:人民卫生出版社,2019.

[22] 邹春光,薄玉霞,姚丽霞,等.实用五官疾病诊疗技术[M].长春:吉林科学技术出版社,2019.

[23] 迟艳侠.五官科常见疾病综合诊疗[M].北京:中国纺织出版社,2020.

[24] 戴德银,田卫卫,张德云.全科医生诊疗与处方手册[M].北京:化学工业出版社,2019.

[25] 王静.新编耳鼻喉疾病临床治疗要点[M].开封:河南大学出版社,2020.

[26] 刘清国.刺血治病一本通[M].北京:中国纺织出版社,2019.

[27] 赵刚.现代五官科疾病诊疗实践[M].北京:中国纺织出版社,2022.

[28] 侯彬编.常见耳鼻喉科疾病诊疗方法[M].开封:河南大学出版社,2021.

[29] 折彩霞.临床常见病症针灸治疗学[M].长春:吉林科学技术出版社,2019.

[30] 韩鹏,胡晓阳,付强,李冀.撳针联合针刺蝶腭神经节治疗变应性鼻炎临床研究[J].针灸临床杂志,2021,37(3):35-39.

[31] 杨文华.中医治疗分泌性中耳炎的研究进展[J].内蒙古中医药,2022,41(3):161-163.

[32] 李淑芳,谭业农,赖广弼,等.刺络拔罐治疗变应性鼻炎的临床疗效及作用机制研究[J].现代中西医结合杂志,2021,30(15):1682-1685.

[33] 张亚男,吴航,王增玲,等.针刺翼(蝶)腭神经节治疗分泌性中耳炎的疗效观察[J].吉林中医药,2022,42(4):479-483.

[34] 王姣,王旭.慢性鼻窦炎中医外治法研究概况[J].实用中医药杂志,2022,38(1):158-160.